KB264926

국가산업보건제도와 정책

- OCCUPATIONAL HEALTH SERVICES — AN OVERVIEW
- TRAINING AND EDUCATION IN OCCUPAIONAL HEALTH

서울대학교 의과대학
의료관리학교실 옮김

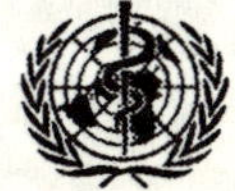

세계보건기구 World Health Organization

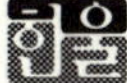

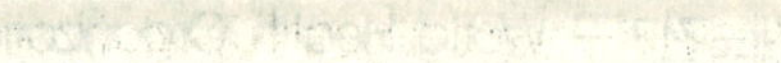

　　세계보건기구는 국제적인 건강문제와 공중보건에 대해 일차적인 책임을 지는 국제연합의 전문기구이다. 1948년 조직된 이 기구를 통해 약 170개국의 보건의료 전문가들은 서로의 지식과 경험을 교환하고 2000년까지 전인류가 사회경제적으로 생산적인 삶을 영위할 수 있게 하는 건강 수준에 도달할 수 있도록 노력하고 있다.

　　세계보건기구는 포괄적인 보건의료 서비스, 질병 예방과 관리, 환경위생 개선, 보건의료인력 개발, 생의학 발전과 보건의료 서비스 연구 조정, 보건사업 기획과 실행을 증진시키고 회원국간의 직접적인 기술협력과 협조망을 구축하는 것을 돕는다.

　　이런 폭넓은 분야의 노력에는 회원국 전국민을 포괄하는 일차보건의료체계 개발, 모자보건 증진, 영양실조 개선, 말라리아나 결핵, 나병 같은 전염병 관리, 에이즈 예방과 관리를 위한 전세계적인 전략 조정, 예방할 수 있는 질병에 대한 면역증진활동 강화와 천연두 박멸, 정신건강 증진, 안전한 식수 공급, 모든 범주의 보건인력교육 등의 다양한 활동이 망라되어 있다.

　　인류의 더 나은 건강을 위해서는 생물학적 물질, 살충제, 약품에 대한 국제표준 설립, 환경보건 기준 설정, 약품의 일반명 사용 권장, 국제보건규약 관리, 질병과 관련 건강문제의 국제적 통계 분류 개정, 보건통계 정보 수집과 분배 등에 대한 고려 또한 필요하다.

　　다양한 세계보건기구 주관 사업에 대해 더 자세한 정보를 얻으려면 세계보건기구의 간행물들을 참고하면 된다.

우리나라 산업보건의 오랜 역사가 최근 여러 가지 도전을 받고 있다. 근 30년을 이어오던 특수건강진단제도의 무용론이 대두되고, 산재보상보험의 효율화를 위한 민영화가 제기되고 있다. 일반의료에서도 그렇지만 산업보건분야는 특히 임상적인 내용의 축적보다 정책과 제도가 노동자들의 건강수준 향상에 중요한 역할을 한다. 더욱이 노동자와 사업주, 정부간의 조화가 없이 일하는 사람들의 건강수준을 향상시키기란 기대하기 어렵다.

21세기를 맞아 보건의료분야에 새로운 질서를 필요로 하는 이 시점에, 산업보건 분야도 처음부터 규범적 의미부터 되짚어보는 일이 필요할 것으로 생각된다. 기존의 틀만으로는 새롭게 나타나고 있는 산업보건 문제와 노동자들의 요구에 적절히 부응하는 산업보건 서비스를 제공하기 어렵다. 뿐만 아니라 산업보건을 둘러싼 주변 환경도 크게 변화하고 있다. 보건의료체계도 변화하고 있으며, 그보다 나라 전체의 경제, 사회, 문화가 급속하게 변화하고 있다. 또한 다가올 통일에 대한 준비도 게을리 할 수 없을 것이다.

그러나 새로운 모형을 만들고 그것을 향한 노력을 해나가기에는 아직 충분한 논의가 이루어지지 않았다고 볼 수 있다. 그 초석으로 선진국이나 국제기구의 예를 살펴보는 일은 의미있는 일이라고 할 수 있다. 세계적인 규범이나 권고안을 중심으로 우리 실정에 맞는 산업보건체계를 향하여 한걸음 한걸음 옮겨 놓는다면 결국 노동자들의 건강이 향상될 수 있을 것으로 본다.

세계보건기구에서는 일하는 사람의 건강문제를 보건의료의 매우 중요한 일부분으로 생각하고 있으며, 특히 각 나라의 전반적인 보건의료체계와 다른 노동문제에 따라 적절한 산업보건체계를 이룩할 것을 권고해 왔다. 이런 시점에서 눌원보건문고 21호에서는 그동안 세계보건기구에서 산업보건분야의 제도와 정책, 인력개발에 관하여 정리하고 권고한 책 두 권을 묶어서 번역하였다.

이 번역본은 크게 두 부분으로 구성되어 있는데, 첫 번째는 세계보건기구 유럽지역사무처에서 유럽 여러 나라들의 산업보건체계를 조사하여 비교, 분석한 『산업보건서비스(*Occupational Health Services — An Overview*)』이고, 두 번째 부분은 산업보건을 위한 인력의 개발에 관한 전문가 보고서인 『산업보건의 교육과 훈련(*Training and Education of Occupational Health*)』이다. 특히 산업의학전문의가 만들어지고, 새로운 산업보건체계를 위한 논의가 활발한 이 시점에 선진 각국의 예를 참고하고 국제적인 논의와 권고안을 살펴보는 일은 뜻깊은 일이 될 것이다.

이 책은 먼저 수천 명에 이르는 산업보건담당 인력에게 귀중한 참고문헌이 될 수 있을 것이고, 산업보건정책을 입안하고 인력양성 계획을 세워야 하는 정책담당자와 연구자에게도 좋은 타산지석이 될 것이다. 그리고 무엇보다도 산업보건의 대상자인 노동자들이 산업보건의 주체로 거듭나기 위해서는 산업보건의 지침이라고 할 수 있는 이런 책을 통하여 자신의 건강문제를 자신이 결정하는 방법과 좋은 대안들을 찾을 수 있을 것이다.

아무쪼록 이 귀중한 책이 산업보건에 관심을 갖고 있는 사람들 사이에서 교과서로, 참고문헌으로, 또 토의자료로 널리 쓰여 우리나라 노동자들의 건강에 기여할 수 있기를 기대하며, 이 책을 만들기 위해 수고해 주신 여러 분들께도 감사를 드린다.

1997년 3월
서울의대 의료관리학교실
주임교수 신영수

차례

제1부 산업보건 서비스—개관

제2부 산업보건의 교육과 훈련

제 1 부

산업보건 서비스 – 개관

제1부 산업보건 서비스—개관
Occupational Health Services-An Overview

J. 란타넨(편집자)
핀란드 헬싱키의 산업보건 연구원 원장
Jorma Rantanen
Director
Institute of Occupational Health
Helsinki, Finland

세계보건기구 유럽지역사무처
코펜하겐
World Health Organization
Regional Office for Europe
Copenhagen

세계보건기구 유럽지역 사무처
유럽시리즈 26

WHO Regional Publications
European Series No. 26

서문

유럽의 산업혁명 기간 동안 작업장의 건강 위험요소가 질병과 사고를 유발시킨다는 보고가 많이 있었다. 그 결과 광산, 제철, 화학, 방직, 제련, 제지와 같은 여러 대규모 사업장에서 노동자들을 대상으로 하는 보건의료 서비스가 조직되었다. 이와 같은 산업보건 서비스의 주된 목적은 산업재해나 질병의 예방과 의학적 치료였다. 일부 지역에서는 노동자들뿐 아니라 그 가족들에게도 포괄적인 의료를 제공하였다.

19세기 말과 20세기 초에 노동자들을 산업재해와 질병으로부터 보호하는 법이 간헐적으로 제정되기 시작하였다. 가장 먼저 제정된 것은 여성과 어린이의 노동시간을 줄이는 법이었다. 1920년대와 30년대에는 그 범위가 확대되어, 작업장에서 일어난 사고와 중독에 관한 내용도 포함되었다. 이에 따라 기계에 안전 장치를 설치하기 시작하였고, 광산내 먼지를 줄이기 위해 습식 공법과 국소배기장치 및 환기장치가 도입되었으며, 일산화탄소나 질소산화물과 같은 가스의 흡입, 납 산화물과 같은 금속, 흄, 벤젠과 트리클로로에칠렌과 같은 유기용제가 줄어들었다.

제2차 세계대전 이후 사고나 급·만성 중독뿐 아니라 과중한 육체노동, 극단적인 온도 조건, 소음과 사회심리적 스트레스 등과 같은 다른 산업보건 관련 요인들이 연구되기 시작했다. 1960년대와 70년

대 초기에는 공장의 반자동화로 인해 육체적·정신적으로 단조로운 작업이 많아지게 되었고 따라서 이에 관심이 집중되기 시작했다. 1970년대에는 낮은 수준의 폭로만으로도 암이나 돌연변이, 기형을 발생시키는 물질로 관심이 옮겨갔다. 1980년대의 산업보건은, 화학물질이 인간 생리와 정신신경에 미치는 영향과 컴퓨터와 공정의 자동화, 비디오와 같은 새로운 기술이 급속히 보급됨에 따라 발생하는 문제가 주 관심사였다.

　산업이 발전함에 따라 산업보건 서비스의 업무도 변화하였고 목표도 바뀌었다. 작업관련 요인뿐 아니라 생활양식과 관련된 요인을 다루는 포괄적인 산업보건의 개념이 등장하였다. 이제 목표는 노동자들의 전반적인 건강, 즉 육체적·정신적 건강과 사회적 안녕을 증진시키며 노동자들이 직업적 유해요인에 폭로되어 건강을 해치지 않도록 보호하고, 노동자들에 맞게 노동을 조정하여 최적의 노동조건을 만드는 것이다. 1950년대와 1970대에 유럽의 여러 국가에서는 작업장에서 의무적으로 산업보건 서비스를 제공하는 법을 만들었다. 생산업과 비생산업을 망라한 전 노동자에게 서비스를 제공하는 것이 목표가 되었다. 일부 국가에서는 사용자 조직과 노동자 조직 사이의 단체 협상에 의해 서비스가 제공된다. 아직도 서비스가 임의적이거나, 지역 정부와 노동조합에서 산업보건 서비스를 제공하는 책임을 지고 있는 나라도 약간 남아 있다.

　이외에도 대기업에서는 자체적인 산업보건 서비스가 조직되어 있지만, 중소규모 사업장의 경우에는 동일 지역에 있는 중소 사업장에서 공동으로 산업보건센터를 설립하여 이를 이용하고 있다. 그리고 일부 국가에서는 건강과 안전에 특별한 문제가 있는 산업의 경우 특별 서비스를 제공하기도 한다. 산업보건센터를 세우기 어려운 농촌 지역의 소규모 작업장의 경우는 지역보건소에서 산업보건 서비스를 제공하는 나라도 있다.

유럽의 여러 나라들은 연구와 현장조사 및 훈련을 하기 위하여 산업보건연구소를 세웠다. 가장 오래된 연구소는 1910년대에 세워진 것도 있으며, 아직 설립된 지 20년이 안된 연구소도 있다. 이런 연구소에서는 주로 산업보건 인력을 교육·훈련하고 있으며, 연구소에서 산업보건 서비스에 대한 조언을 하는 나라도 많다.

노동자 계층은 사회에서 가장 큰 집단이고 여러 가지 면에서 볼 때 사회 전체적으로 핵심적인 집단이기 때문에, 일반적인 보건정책을 세울 때 산업보건 서비스를 우선적으로 고려하는 나라가 많다. 그 결과 최근 수십 년 동안 유럽에서 산업보건 서비스가 크게 확대되었다. 산업보건 서비스가 이처럼 확대됨에 따라, 공중보건 서비스와 긴밀한 조정이 이루어져야 한다는 사실도 확인되었다.

유럽 국가 사이에서도 노동자의 기본적인 건강과 안전의 문제는 서로 다르기 때문에, 산업보건 서비스에서의 우선순위도 서로 다르다. 본질적으로 예방 서비스를 제공하는 나라가 있는 반면, 완벽한 의료 서비스가 포함되어 있는 나라도 있다. 노동자의 건강문제를 푸는 실제적인 해결책은 한 국가의 역사적 발전과정과 경제구조, 그리고 일차보건의료와 산업안전 서비스와 같은 관련 하부구조의 조직 정도에 따라 다양하게 나타난다.

산업보건 서비스가 이처럼 긍정적인 발전 추세를 보이고는 있지만, 세계보건기구 유럽지역과 산하 회원국의 산업보건 서비스 발전 정도는 상당히 불균등하다. 산업보건 서비스의 발전은 주로 유럽의 선진국에 국한되어 있고, 선진국내에서도 발전된 공업지역에만 국한되어 이루어졌다. 사실 어느 국가에서나 자영업과 소규모 기업, 농업 및 운수업, 건설업과 같이 이동이 많은 분야에서는 서비스를 조직하기가 어렵다. 이처럼 서비스가 불충분한 영역에 서비스를 확대시키는 것과 그들을 대상으로 하는 관련 서비스를 조직하는 일이 산업보건의 가장 중대한 과제이다.

이 책에서는 세계보건기구 유럽지역사무처에서 수행한 조사와 다른 여러 정보원에 기초하여, 유럽지역 32개 회원국의 산업보건 서비스를 개괄적으로 살펴본다. 또 이 책에서는 지금까지의 추세와 앞으로의 문제점을 요약하여 제시하고 서비스 발전에 관한 국제기구의 지침에 대해 간략하게 논의하고 있다.

조사에 주도적으로 참여하여 보고서 초안을 준비해 주신 S. 폴스만 교수와 이 보고서를 작성하는 데 막대한 공헌을 해주신 J. 란타넨 교수에게 심심한 감사를 드립니다.

유럽지역사무처에서는 산업보건 서비스의 앞으로의 발전에 도움이 될 만한 지적과 비판을 경청하겠습니다.

J. E. Asvall
세계보건기구 유럽지역 사무총장

1. 서론

  유럽의 노동자 수는 약 3억 5천만 명 정도로 유럽 인구의 약 43% 이다. 1982년 유럽에서는 약 1천 6십만 건의 노동재해가 일어나 그 중 2만 1천 명이 사망한 것으로 추정된다. 등록체계가 잘 구비되어 있는 일부 유럽국가들의 직업병 발생률을 지역 전체에 적용할 수 있다고 가정한다면, 연간 65만 명이 직업병에 걸린다고 추산할 수 있다.

산업보건 서비스의 역할

  세계경제구조가 새롭게 바뀐 결과, 생산이 대량생산에서 집중생산으로 변화하고 있으며 이에 따라 유럽의 노동도 매우 역동적으로 바뀌어가고 있다. 지역내 경제통합이 확대되고 신기술이 빠르게 보급되면서 새로운 노동분업에 적극적으로 적응해가는 것도 변화의 한 과정이다. 산업화가 비교적 최근에 일어난 나라가 있는가 하면, 이미 후기 산업화단계로 진입한 나라도 있다. 산업의 발전 정도에 따라 노동조건과 지역내의 산업과 직업의 형태, 작업장내 조직과 업무 내용, 그리고 작업장에서의 건강 유해요인의 특성, 발생 및 심각성이 크게 달라진다.

지난 15년간 경제적 압박으로 인해 보건의료 서비스는 크게 발전하지 못하였다. 그리고 그 대신 이제는 각 활동의 비용-효과비를 높이라는 요구가 생겨나고 있다. 산업보건 서비스에서 다루는 문제의 범위가 넓어짐에 따라 가용자원을 좀 더 효과적으로 사용해야 할 필요성이 커지고 있다. 산업보건 서비스를 통해 공업과 농업에서 발생하는 여러 가지 전통적인 문제들을 해결하여야 함과 동시에 새로운 정보기술, 반응성이 높은 화학물질, 여러 종류의 물리적 에너지(레이저빔과 여러 종류의 전자기파)로 인해 발생한 문제들도 처리할 수 있어야 한다. 따라서 서비스 범위를 확장하고, 역량을 늘릴 필요가 있으며 반드시 여러 분야에서 함께 참여하는 방식으로 서비스를 제공하여야 한다. 산업보건 서비스는 현재까지 업무상 발생하는 특정 유해요인 예방에 관한 경험을 많이 쌓아왔다. 산업보건 서비스는 이런 경험을 기반으로 다른 보건 분야에도 예방사업을 성공적으로 개발하는 데 도움을 줄 수 있을 것이다.

산업구조와 업무내용의 변화에 발맞추어 사회적으로도 커다란 변화가 일어나고 있다. 노동에 대한 태도도 변화하고 새로운 가치체계가 등장하고 있으며 노동자들, 특히 젊은 노동자들 사이에서 스스로의 결정권에 대한 관심도 확대되고 있다. 그뿐 아니라 경제적 통합과 국제무역이 확대됨에 따라 노동자들의 이동이 활발해지고 있다. 이처럼 노동자들이 각국을 이동함에 따라 각 나라의 노동조건과, 산업보건 서비스의 질과 이용가능성을 비교할 수 있게 되었다. 그뿐 아니라 세계보건기구 산하의 유럽지역에는 약 1천 5백만 명의 이민자들이 살고 있다. 따라서 지역내에서 산업보건의 추세에 대한 인식이 확대되고 있으며, 지역내의 노동조건을 동일하게 하자는 요구를 제기하면서 산업보건에 대한 인식도 명확해지는 것처럼 보인다. 결과적으로 노동자들은 점차 자신들의 노동의 구조와 조직에 대한 결정에 참여하려 하고, 산업보건 서비스의 질과 내용에 대해서도 스스로 결정하려고 한다. 여러 나라에서 산업보건 서비스에 관한 새로운 법령에 이런 추세가 반영되어 있으며, 여러 회사에서 사용자와 노동조합간의 단체협약에도 반영되고 있다.

오늘날 산업보건 서비스는 새로운 문제에 효과적으로 대응할 수 있어야 하며, 형태를 재조정하고, 필요하다면 서비스의 구조도 바꿀 수 있어야 한다. 이 책에서는 1980년대 중반의 유럽 지역 산업보건 서비스를 개관하고, 산업보건 서비스가 각 나라의 필요에 따라 어떻게 발전해 왔는가를 살펴본다. 또 유럽에서 제공되는 산업보건 서비스의 공통적인 몇 가지 특징을 요약하고 조사 국가들 사이의 유사점과 차이점을 간단히 분석한다. 이 책은 세계보건기구 유럽지역사무처의 설문지에 대한 각국의 응답을 토대로 한 자세한 국가별 분석을 기초로 만들어졌다.[1]

조사 배경

이 보고서는 세계보건기구 유럽지역사무처에서 시행한 32개 회원국 조사를 기초로 작성되었다. 이 조사는 1983년에 시작하여 1985년에 완료되었다. 나라마다 응답 양식이 다르고 서비스 관리가 다양하기 때문에, 이 보고서는 완벽하지 못하다. 이 보고서에 있는 각종 정보는 설문에 대한 각 나라의 응답과 최근 유럽지역 21개국의 산업보건 서비스에 관해 출판된 책자(2-8)를 통해서 얻은 것이다. 각국의 응답에서 얻은 정보의 일부는 최근의 출판물과 비교하여 보다 최신

---

1) 각국의 보고서는 여러 권의 책(*Occupation health services: country reports*)으로 묶어 출판되었다. 이 책을 구하고 싶은 분은 세계보건기구 유럽지역사무처 산업보건과(Occupational Health unit, WHO Regional Office for Europe, Scherfigsvej 8, DK-2100 Copenhagen ∅)에 연락하면 된다.

의 정보로 바꾸었다. 자료가 모순될 때에는 공식적인 응답이나 기타 공식 문서를 일차적인 정보원으로 사용하였다. 그러나 정보마다 수준 차가 상당하기 때문에, 각국 산업보건 서비스의 여러 측면을 양적으로 비교하기는 어렵다. 이번 조사를 통해 산업보건 서비스의 통계체계와 기록체계를 발전시킬 필요성이 있다는 것을 확실히 알 수 있었다. 더 나아가 유럽의 산업보건 서비스가 각 나라간에 그리고 한 나라 안에서도 상당히 다른 모습을 보이고 있기 때문에, 유럽 전체를 하나의 실체로 특징짓기가 어려웠다. 이번 연구의 경험에 비추어 조사방법을 개선한 다음 조사에서는, 이 보고서의 결점이 어느 정도 보완될 수 있을 것이다.

이 조사는 다음과 같은 목적으로 수행되었다.

- 유럽 산업보건 서비스의 일반적인 발전에 관한 정보를 얻는다.
- 이런 발전을 이끌어온 기본 원칙과 법률을 파악한다.
- 산업보건 서비스의 목표를 분석한다.
- 산업보건 서비스의 새로운 기능과 활동을 규명한다.
- 산업보건 서비스의 조직 양상을 기술한다.
- 산업보건 서비스의 적용범위를 검토한다.
- 산업보건의 인력과 훈련 프로그램을 분석한다.

이 외에도 이번 조사를 통해 산업보건을 지원하는 연구소 일람표를 작성하였고, 다른 보건의료 서비스와의 조정 정도를 분석하였다. 또 산업보건 서비스가 당면한 주요 문제와 회원국의 산업보건 서비스의 발전추세도 고려하였다.

이번 조사를 해석하고 전 유럽에 적용하는 데는 몇 가지 제한점이 있다. 조사대상국에서 필요한 자료를 모두 제시해주지 않았기 때문에, 조사는 매우 개괄적인 것이 되었다. 그뿐 아니라 이런 단면연구를 수행할 때 생기는 일반적인 문제는 노동생활이 급격히 변화하고 따라서 산업보건 서비스도 빠르게 발전하기 때문에 각국에서 제출한 자료가 급속히 낡은 자료가 되어버린다는 점이다. 세 번째 문제는 모든 회원국이 지향해야 할 산업보건 서비스 모델이 없다는 점이다.

이런 문제점이 있지만, 이 조사를 통해 우리는 유럽 산업보건 서비스의 법적인 기반, 기능, 활동, 조직양태와 인적 자원에서 몇 가지 유사성과 차이점이 있다는 것을 알게 되었으며, 이것은 상당히 흥미를 끄는 현상이었다. 이런 유사성과 차이점을 알면 독자들이 유럽 여러 지역에서의 서비스 발전 추세와 각국의 산업보건 서비스의 특성을 보다 쉽게 이해할 수 있을 것이다. 이 보고서에서, 유럽 산업보건 서비스를 과학적으로 평가하려는 것은 결코 아니다. 이 보고서는 단지 각국에서 제공한 정보를 기초로 작성된 유럽 산업보건 서비스에 대한 자료일 뿐이다. 그러나 이것은 유럽지역의 산업보건 서비스를 포괄적으로 조사한 첫 보고서이다.

실제로 산업보건 서비스는 여러 부문이 참여하여 이루어진다. 산업보건 서비스는 공식적으로 보건, 노동, 사회 안전 및 환경 담당 부서와 연계되어 있다. 그뿐 아니라 사회적 파트너[2]는 전통적으로 법률의 개발과 단체협약의 체결 및 산업보건 서비스의 시행에 관한 결정에 참여하여 왔다. 각 나라마다 산업보건 서비스의 개발과 관리 및 감독을 일차적으로 책임지고 있는 책임부서가 다르다. 따라서 산업보건의 정책결정과 시행 및 추구관리와 평가에 관여하고 있는 단체와 관련 집단은 매우 많으며 또 원칙적으로 서로 이질적이다. 산업보건 서비스는 전통적으로 그리고 실제적으로 다양한 학문이 결합되어 있다. 산업보건 서비스는 보건관련 전문가들, 산업보건 관련 의

---

2) 사회적 파트너는 사용자 조직과 노동자 조직을 대표하며, (정부, 사용자 노동자간의 또는 사용자와 노동자간의) 단체협약이나 노동생활의 문제에 관한 다른 형태의 의사결정에 참여한다.

사, 간호사, 산업위생학자, 물리치료사, 심리학자 및 공학자의 지식과 기술이 합쳐져 이루어진다. 이런 특성으로 인해 산업보건 서비스는 여러 가지 점에서 일반적인 보건의료 서비스와 다르다.

산업보건 서비스에는 다양한 부문과 학문이 참여하기 때문에, 조사 하나를 수행하는 것도 복잡한 일이 될 수 있다. 한 체계를 완벽히 그려내려면 관련된 모든 단체와 상담을 하여야 한다. 따라서 관련된 특정 단체와 면담해보면 산업보건 서비스의 장단점과 문제에 대한 의견과 산업보건에 대한 포부가 한 국가 안에서도 상당히 다를 수 있다. 따라서 서비스의 전체적인 수준을 평가하려면 이런 다양한 부분을 모두 포괄하여 검토하여야 할 것이다.

대부분의 회원국은 산업보건 서비스를 제공하도록 법으로 정해놓고 있다. 정부 정책에서 산업보건 서비스의 우선순위가 높은 것은 분명하지만 실제로 시행하는 정도는 상당히 다를 수 있다. 세계보건기구 유럽지역사무처의 32개 회원국 모두가 조사에 응답하고 이용 가능한 자료를 모두 보내주었다는 사실을 보아도, 유럽 국가들이 산업보건 서비스에 상당한 관심을 갖고 있다는 것을 알 수 있다. 이번 조사는 국제노동기구 조사의 도움을 받았다. 1983년과 1984년, 국제노동기구는 회원국을 대상으로 산업보건 서비스에 대한 국제협약의 구조와 내용에 관한 조사를 하였다. 유럽의 21개국을 비롯하여 76개국이 조사에 응하였다. 대부분은 이런 협약에 우호적이었다(9-11). 1985년의 국제노동회의에서는 90% 이상의 회원들이 전세계 그리고 유럽에서 산업보건 서비스를 강력히 지원하는 협약을 체결하는 데 상당히 우호적인 태도를 보였다. 더 나아가 세계보건기구의 인류 모두의 건강을 위한 지역 목표에 대한 논의(12)에서, 회원국들은 노동환경에서의 예방가능한 질병을 줄이는 데 우선순위를 두고 있었으며, 이는 암묵적으로 산업보건 서비스의 발전을 의미하는 것이다.

2. 법적 기반

산업보건 서비스는 강제적일 수도 있고 자발적일 수도 있다. 유럽의 32개국 중 26개국에서는 산업보건 서비스가 법적인 사항이다. 즉 법에 따라 노동자를 위한 서비스 조직을 설치하여야 한다. 아일랜드와 룩셈부르크, 몰타, 산마리노, 스위스와 영국에서는 서비스를 의무적으로 조직할 필요는 없다. 그러나 이런 나라에서도 석면이나 벤젠과 같은 특수한 유해물질에 폭로된 노동자들이나 여성과 같이 취약한 노동자에 대해서는 법적으로 건강진단을 제공하게 되어 있다.

산업보건 서비스에 대한 특별법이 있거나 일반적인 건강이나 산업안전보건법에 산업보건 서비스에 관한 사항이 포함되어 있다. 12개국에서 산업보건 서비스는 노동, 산업안전보건, 노동환경 및 기타 관련 사항에 관한 법에 포함되어 있다. 나머지 국가에서는 노동법이나 보건법에 일부 조항으로 들어가 있거나 또는 산업보건 서비스를 포괄하는 특별법으로 존재하고 있다. 일반적으로 동유럽 국가들은 노동법과 보건법에 모두 산업보건 서비스 조항을 명문화하고 있다. 이와 반대로 서유럽 국가에서는 노동법 하나만을 기반으로 서비스를 조직하고 있다.

사회적 파트너들은 법 외에도 단체협약이나 다른 협정에 따라 산업보건 서비스의 발전과 활동을 규제하는 여러 종류의 힘을 가질 수 있다. 이런 양상은 핀란드와 서독, 이스라엘, 노르웨이, 스웨덴에서 특히 중요하다.

산업보건 서비스 관련 법조항의 구조는 매우 다양하다. 스펙트럼의 한쪽 끝은 법적 구조가 상대적으로 세밀하다. 여기서는 산업보건 서비스의 운영과 물질 규제를 상술하며, 프랑스와 서독이 이런 경우이다. 다른 한쪽 끝은 소위 골격만을 법제화하는 것으로 서비스의 기본 원칙만을 서술하는 것이다. 대안이 될 수 있는 모형은 산업안전보건에 관한 법에서 일반적인 의무사항을 기술하고, 특별조항과 세부조항은 관리당국이 물질에 대한 규정을 하는 것으로, 덴마크와 동독, 헝가리 등이 이에 속한다. 가장 최근의 법률(핀란드, 이탈리아, 스웨덴)을 보면 상대적으로 일반적인 원칙을 서술하는 입법의 경향을 보인다. 이 경우 실제 활동은 개별 기업이나 이해집단 또는 지방정부나 해당 중앙정부에서 발행한 지침에 따라 시행한다.

더 나아가 산업보건 서비스를 정부의 어느 부서에서 담당하느냐에 따라 산업보건 활동이 영향을 받게 된다. 보건부가 주도하여 개발한 서비스는 특정한 산업보건 문제뿐 아니라 작업관련성 질환, 생활양식에 의한 요소와 건강증진을 비롯한 노동자의 전반적인 건강을 다루는 포괄적인 방법을 채택한다. 노동부에서 관리하는 서비스는 노동과 관련된 문제를 주로 다룬다.

지난 10년 동안 유럽의 산업보건 서비스에 관한 입법은 규모와 무관하게 모든 사업장에서 일하는 모든 노동자들을 포괄하기 위하여, 전통적인 제조업에서부터 서비스직과 공공부분, 그리고 자영업(농업노동자 포함)으로까지 서비스를 확대시키는 추세를 보였다.

3. 공식적인 관리기관과 시행기관

한 국가의 법률과 전통에 따라 산업보건 서비스의 관리를 맡는 기관과 이 기관의 지위와 기능이 결정된다. 스웨덴에서는 정부당국은 서비스를 개발하고 사용자와 노동조합이 이를 시행한다. 프랑스와 동독은 당국에서 세부적인 시행지침을 제공한다. 서독과 영국은 산업보건을 감독하고 자문한다. 서독의 사용자 협회도 이런 기능을 한다.

노동법에 의거하여 산업보건 서비스를 수행하는 나라(벨기에, 덴마크, 프랑스, 서독, 포르투갈, 스페인, 스웨덴)에서는 노동부나 산업안전보건활동을 감독하는 부서에서 관리를 맡고 있다. 보건관련법에 의거하여 서비스를 수행하는 나라(불가리아, 체코슬로바키아, 동독, 헝가리, 이탈리아)에서는 보건부가 담당부서가 된다. 핀란드, 아이슬란드, 노르웨이에서는 노동부와 보건부가 책임을 분담하고 있다. 노동당국은 사용자가 법을 준수하는가를 확인하고, 보건부는 산업보건인력을 감독하고 산업보건 활동의 의학적 측면을 관리한다. 노동당국은 스웨덴의 산업보건과 관련된 문제를 보건당국과 상의한다. 어느 기관에서 감독하느냐와 무관하게, 서비스를 관리하기 위하여 산업보건 전문인력이 일하는 특별기구를 설치하고 있는 나라가 대부분이다.

산업보건 서비스는 보건부, 노동부, 산업부, 농업부, 사용자와 노동자와 같은 이해집단 등 여러 부문이 참여하는 것이 특징이다. 이런 이유 때문에 일부 국가(덴마크, 핀란드, 이탈리아, 네덜란드, 스웨덴, 영국)에서는 산업보건 책임부서가 서비스에 대한 조언을 제공하는 새로운 기구를 조직하였다. 이 기구에는 관련당국(특히 노동과 보건 및 사회보장 당국)의 대표와 사용자와 노동조합, 그리고 다양한 분야의 전문가들이 모여 의견을 절충한다. 핀란드의 자문기구에는 실제적인 업무를 수행하는 산업보건의사와 간호사 대표와, 서비스 제공을 책임지는 시당국의 대표가 참여한다.

국가적 또는 지방 수준의 관리 당국에서 담당하고 있는 조직적 의무와 관리적 의무는 매우 다르다. 동유럽 국가들과 벨기에, 프랑스, 서독, 영국 등에서는 노동부나 보건부 안에 있는 강력한 행정당국이 산업보건 서비스를 감독한다. 이탈리아, 스웨덴, 유고슬라비아에서는 작업장 조직이나 지역사회에서 이런 일을 한다.

지역에서 산업보건 서비스라는 이름으로 하는 일과 이를 시행하는 책임도 나라마다 다르다. 법에서는 주로 사용자에게 이런 책임을 부여하고 있기는 하지만, 나라마다 그리고 한 나라 안에서도 시행 모델은 다양하다.

예를 들어 핀란드와 네덜란드, 노르웨이, 스웨덴의 경우, 대기업에서는 산업보건안전합동위원회나 이와 비슷한 조직이 실질적으로 시행에 관한 결정을 하고 있다. 스웨덴에서는 이런 위원회에서 산업보건 인력을 임명한다.

중소규모의 기업에서는 서비스 참여나 서비스 관리가 다른 방식으로 이루어진다. 예를 들어 스웨덴의 경우 소기업은 지역연합위원회의 지원을 받아 서비스 활동을 추진하는 것을 돕는다. 하나의 외부 기관에서, 산업보건안전합동위원회가 설치되어 있지 않은 소기업을 많게는 300개까지 담당한다. 이런 기관은 인력을 직접 선발한다. 동독이나 헝가리와 같은 동유럽에서 일하는 산업보건 인력은 자신이 일하는 기업이 아니라 국가보건의료 서비스에 소속되어 있다. 이런 방법을 통해서 산업보건 인력과 노동자들의 독립성을 보장하려고 하는 것이다. 이탈리아에서는 직업병이나 산업재해로 인해 한 사람에게 적합한 일의 평가와 질병의 평가를 사용자로부터 독립된 공공 기관에서 수행하도록 법조항에 명시되어 있다. 이런 원칙은 산업보건 서비스를 지역보건소로 이양함으로써 시행된다.

과거 수 년 동안 이탈리아와 유고슬라비아에서 매우 흥미로운 조직적 발전이 일어났다. 이탈리아에서는 1978년에 공중보건법이 제정되면서 산업보건 서비스의 책임이 노동부로부터 지역보건당국으로 넘어갔다. 지역보건당국에서는 서비스를 제공할 뿐 아니라 작업장의 조건과 환경을 감독하기도 한다. 유고슬라비아는 새로운 조직 모델을 개발하였다. 산업보건 서비스를 비롯한 모든 보건의료 서비스 조직은 지역사회에서 책임을 진다. 상위 보건당국의 개입은 최소한으로 제한되고, 보건의료 서비스의 개발과 시행에 대한 결정은 서비스의 소비자인 기업과 노동자, 그리고 서비스의 제공자인 보건기관과 보건 전문가 스스로가 내린다. 자금은 지방세로 충당한다.

이번 조사를 통해 행정체계가 산업보건 서비스의 특성에 얼마나 영향을 미치는지는 측정할 수 없었지만 몇 가지 일반 결론은 내릴 수 있었다. 일반적으로 서비스의 행정, 통제 및 개발은 노동자가 서비스에 참여할 때 효과를 발휘했고 대기업의 경우는 제조업이나 비제조업에 무관하게 모두 효과적이었다. 대기업은 공장내에 서비스 기관을 세워 이 안에 여러 부분이 결합한 팀을 만들고 여기서 전임 전문가가 활동하도록 할 수 있다. 서비스가 발전하려면 기업, 노동조합, 경영진, 산업보건안전합동위원회에서 이를 잘 이해하고 추진하여야 한다.

유럽 어느 국가에서나 소기업, 이동 작업장, 농업과 자영업을 대상으로 서비스를 조직하기는 어렵다. 이런 기업들은 조직화율이 낮고

경제적 지위가 낮은 가운데에서 일하기 때문에 문제가 발생한다. 산업보건 활동은 그리 활발하지 않고 기업의 수는 매우 많으며, 안고 있는 문제도 서로 크게 다르다. 대부분의 국가에서 노동자 20명 이하인 사업장에서는 산업보건안전위원회나 노동자 안전관리위원회가 없다. 내부적인 추진력이 없기 때문에 주로 외부 기관과 담당부서에서 서비스 개발을 책임지게 된다. 핀란드와 이탈리아, 노르웨이, 스웨덴, 유고슬라비아에서 소기업과 건설업 및 자영업에 관한 실험 결과는 전체 유럽 지역에 큰 관심사가 될 것이다.

4. 목적

100여 년 전 산업보건 서비스가 시작되었을 때에는, 산업보건 서비스의 정의와 목표에 대해서 전 세계적인 합의가 이루어지지 않았다. 산업보건 서비스라는 개념은 산업화로 인해 실제로 이런 서비스가 필요하였기 때문에 개발되었다. 제2차 세계대전 이후, 국제노동기구와 세계보건기구는 국제적으로 산업보건 서비스의 정의하려고 시도하기 시작하였다. 이 두 기구에서 산업보건 서비스를 개발하는데 있어서 핵심적인 역할을 수행하였기 때문에, 이 책에서는 이 두 기구에서 제시한 국제적 수준과 국가 수준의 지침을 기술한다. 또 유럽지역위원회(Commission of the European Communities)의 지침서도 포함되었다.

세계보건기구 지침서

전반적인 정책

세계보건기구에서 시행한 첫 번째 산업보건 관련 사업은 세계보건기구가 설립된 지 2년 후인 1950년에 기획되었다(13). 세계보건기구는 국제노동기구와 협력하여 산업위생에 관한 세계보건기구/국제노동기구 합동위원회(Joint ILO/WHO Committee on Industrial Hygiene)를 설치하였다. 1960년대와 1970년대 대부분의 기간 동안 세계보건기구의 산업보건 전략은 과학적이고 기술적인 산업보건 서비스에 초점을 맞추었다. 즉 이 시기에 세계보건기구는 유독성 금속과 식물성 분진의 관리와 효과, 직업병의 조기 진단, 산업보건에 관한 교육과 훈련 등에 관심을 가졌다.

지난 10년 동안 세계보건기구 산업보건 전략은 세계보건기구의 '인류 모두의 건강' 전략과 밀접히 연계되어 있었다(14). 1979년 세계보건총회에서 새로운 산업보건 서비스 발전 전략이 채택되었다. 세계보건총회 결의문 WHA32.14(15)에서는 포괄적인 노동자보건사업을 제안하고 있으며, "사람들이 살고 일하는 장소에서 가능하면 가장 가까운 곳에서 일차보건의료 서비스를 조직할 필요가 있다."는 알마아타 선언(16)의 가장 중요한 목표를 언급하고 있다. 또한 알마아타 선언에서는 산업보건 서비스를 조직할 때 고위험 노동자를 비롯하여 서비스가 가장 필요한 사람들에게 우선순위를 두어야 한다고 서술하고 있다. 또한 일차보건의료는 보건부문뿐 아니라 특히 농업과 목축 및 식량산업과 같은 관련된 모든 부문이 포함된다(16). '인류 모두의 건강'이라는 목표를 달성하려면 기업과 다른 경제부문의 자원도 필요하다. 1980년에는 세계보건총회 결의안 WHA33.31(15)에서는 '개발도상국의 취약한 노동계층의 일차보건의료에 산업보건을 통합시키는 새로운 시각'이 필요하다는 점을 재차 강조하였다. 그뿐 아니라 총회에서는 인류 모두의 건강 전략을 수립하여 시행하려면, 산업보건 서비스를 확대하고 제도적인 연구와 훈련을 강화할 필요가 있다는 점을 강조하였다.

1990년에서 1995년까지 시행되는 세계보건기구의 제8차 일반사업(17)에서는 이러한 결의안을 수용하여 다음과 같은 총괄적인 목표를 설정하였다. 1995년까지 적어도 70%의 국가들이 '노동자의 참여 하에 적절한 기술을 사용하여, 가까운 보건시설이나 작업장에서 노동자의 건강상의 필요를 충족시킬 수 있는 산업보건 프로그램'을 개발하여야 한다. 이 프로그램은 개발도상국에서 필요한 산업보건과 취약주민을 가장 우선적으로 고려하여야 한다. 이런 목표를 달성하려면 노동자의 이환율과 노동조건에 대한 전국 차원의 자료 수집, 우선순위가 높은 위험요인과 유해요인의 규명, 산업보건인력과 노동자 및 사용자의 교육과 훈련, 산업보건기관의 발전 등이 이루어져야 할 것이다.

세계보건기구의 전반적인 전략에서는, '인류 모두의 건강' 전략을 실제에 적용시키려면 산업보건 서비스가 중요하다는 점을 분명히 하고 있다. 이런 방법을 사용하면 작업장에서 제공되는 보건의료 서비스를 통하여 일차보건의료의 일반원칙을 도입하고 예방활동을 수행하고 고위험 노동자들에게 서비스를 제공하는 데 도움이 된다.

세계보건기구는 '인류 모두의 건강'을 세계전략으로 설정한 후, 농민이나 소기업 노동자, 자영업자와 어린이, 여성 및 노인과 같은 취약집단의 건강에 필요한 사항에 많은 관심을 기울여 왔다. 이런 집단은 업무와 관련된 건강상의 문제를 갖고 있는 경우가 많다. 유럽의 일부 지역에서도 그렇지만 특히 신흥공업국이나 개발도상국에서는, 취약집단을 대상으로 하는 산업보건 서비스가 아예 없거나 거의 개발되지 않았다. 세계보건기구는 일차보건의료의 일부분으로 산업보건 서비스를 개발함으로써 이런 집단의 문제에 대처해 왔다. 일차보건의료와 산업보건 서비스가 통합되려면 산업보건 서비스체계와 국가보건의료 서비스체계 (그리고 산업안전 서비스와 다른 노동관련 서비스)간의 조정이 원만히 이루어져야 하며, 보건의료 인력과 사용자, 노동자에게 적절한 훈련이 제공되어야 한다. 또한 세계보건기구 전략에서는 모든 회원국에서 예방활동 서비스가 필요하다는 점도 강조하고 있다.

1979년 이래로 '인류 모두의 건강'이라는 원칙은 세계보건기구

노동자 건강 프로그램 아래 중기 사업으로 통합되었다. 이런 사업은 '인류 모두의 건강' 전략의 핵심적인 부분으로 현재 전 세계적인 차원에서 시행되고 있다.

지난 10년 동안 노동자 건강 프로그램은 다음과 같은 분야에 초점을 맞춰왔다.

- 예방
- 노동자의 전반적인 건강의 고려
- 일차보건의료와의 협력과 통합
- '인류 모두의 건강'을 위한 세계전략의 다른 요소와의 통합

이런 전략적인 결정의 기초 위에서 노동자 건강 프로그램은 다음과 같은 것을 개발하고 있다.

- 국가 차원의 노동자 건강 프로그램
- 산업보건 기술
- 산업보건의 인적 자원
- 산업보건 서비스와 다른 부문간의 조정과 협력

제8차 일반사업(17)에서는 회원국의 상황에 맞는 지침과 원칙을 작성할 필요가 있다고, 세계보건기구의 6개 지역에서 모두 강조하였다. 세계보건기구는 직업병을 예방하기 위하여 기술을 채택하여 사용하는 것과 작업환경의 개선을 지원할 것이다. 세계보건기구는 또 노동부와 보건부 그리고 다른 관련분야간의 부처간 협력을 촉진하고 6개 지역에 있는 국가들간 경험의 교환을 증진시킬 것이다.

유럽의 노동자 건강 프로그램

고도로 산업화된 유럽 지역에서는 산업보건에 접근할 때 신흥공업
국이나 개발도상국이 많은 다른 지역과 약간 다른 방식이 필요하다.
따라서 산업보건 서비스의 목표를 정의할 때도 차이가 있다. 1980년
유럽에서는 세계보건기구의 산업보건위생서비스평가단(WHO Work-
ing Group on Evaluation of Occupational Health and Industrial
Hygiene Services)(18)은 산업보건 서비스의 궁극적인 목표를 다음과
같이 정의하였다.

다음을 통하여 양질의 노동생활을 보장하는 노동조건을 증진시킨다.

□ 노동자의 건강을 보호한다.
□ 노동자의 신체적, 정신적 및 사회적 안녕을 확대한다.
□ 건강의 저하와 사고를 예방한다.

평가단은 "이 목표를 달성하기 위하여 의학, 산업위생 및 관련 전
문가가 필요하다."고 덧붙였다.

이 정의는 유럽지역의 산업보건 서비스가, 여러 분야가 함께 하는
다부문 공동접근으로 이루어지며 예방을 지향하는 방향으로 발전하
고 있다는 사실을 반영하는 것이다. 이 정의에 따르면 산업보건은
포괄적이 되어야 한다. 산업보건에는 직업병과 산업재해를 예방하고
관리하는 특별 활동과 노동자의 일반적인 건강을 개선하는 요소가
포함되어 있다는 것이다.

1984년, 인류 모두의 건강을 달성하기 위한 유럽지역위원회(Re-
gional Committee for health for all)의 34차 회의에서는 유럽지역에
서 인류 모두의 건강을 달성하기 위한 전략을 시행하기 위하여 38개
목표를 채택하였다(12). 이 중에는 산업보건과 밀접히 관련되어 있는
목표도 많이 있으며(19), 노동환경에 관한 <목표 25>와 사고에 대

한 <목표 11>은 산업보건 활동이 중심이다.

<목표 25>(12)는 다음과 같다. "1995년까지 유럽 사람들을 노동과 관련된 건강 위험요인에 대하여 효과적으로 보호받아야 한다." <목표 25>의 구체적인 목표는 네 가지이다(20)."

- 취약집단과 고위험집단의 필요에 부응하며 전반적인 보건의료 체계와 통합되어 있는 포괄적인 산업보건위생 서비스의 개발을 지원한다.
- 회원국이 노동자 건강 감시체계를 개선하고 산업 유해요인을 보고하는 것을 지원한다.
- 노동자의 위험예방과 건강증진 조치를 개발한다.
- 산업보건에서의 교육·훈련 프로그램을 개발한다.

<목표 11>은 부분적으로 산업보건과 관련이 있으며, 유럽지역사무처의 산업보건 프로그램에서도 고려하는 사항이다. <목표 11>(12)은 다음과 같다. "교통사고, 가정사고 및 산업재해를 줄이려는 집중적인 노력을 통해 2000년까지 유럽 지역에서 발생하는 사고사를 적어도 25%까지 줄인다." 이 목표에서 산업보건 서비스와 관련된 구체적인 목표(20)는 다음과 같다.

- 모든 형태의 사고를 예방하는 다분야·다부문(multidisciplinary and intersectoral) 정책을 개발한다.
- 사고관리 프로그램을 지원하는 포괄적인 정보를 수집하여 배포한다.
- 1, 2차 안전 조치를 개발하기 위하여 고위험 집단과 취약집단의 사고 위험에 영향을 미치는 행태와 건강과 환경적 요인에 대한 정보를 개발한다.

– 안전 교육에 관한 포괄적인 접근법을 채택한다.
– 모든 회원국에서 다양한 형태의 재해와 대형사고에 따른 건강
상의 문제를 해결하기 위하여 국가적인 대비책을 강화한다.

이 목표를 달성하기 위해 바람직한 결과에 대한 정의를 내리고 이
결과를 만들어내기 위한 활동을 추진하였다.

국제노동기구 지침

1950년 산업위생에 관한 국제노동기구/세계보건기구 합동위원회
는 산업보건에 대한 첫 번째 국제적인 정의를 내렸다(21).

산업보건은 다음과 같은 목적을 가지고 있다. 첫째, 모든 직업에서
노동자의 신체적·정신적·사회적 안녕을 최고 수준으로 증진하고 유지
시킨다. 둘째, 노동자들의 노동조건으로 야기된 건강상의 문제를 예방
한다. 셋째, 노동자들이 고용상태를 유지한 상태에서 건강에 해로운
요인으로부터 발생하는 위험으로부터 노동자들을 보호한다. 넷째, 산
업환경을 노동자들의 신체적·정신적 능력에 적합하게 만들고 유지한
다. 요약하면 노동조건을 사람에게 맞추고 각 사람들을 그의 업무에
맞추도록 한다.

국제노동기구/세계보건기구 합동위원회와 제43차 국제노동회의
(International Labor Conference)에 참석한 정부, 사용자, 노동자 대
표의 3자 위원회 논의를 기반으로, 국제노동기구는 1959년 산업보
건 서비스에 관한 <권고안 112호>를 채택했다(22). 산업보건 서비
스는 다음과 같이 정의할 수 있다.

다음과 같은 목적을 위해 고용장소나 그 부근에서 제공하는 서비스
이다.

① 노동자들의 노동이나 노동이 수행되는 조건으로 인해 발생할 수
있는 건강 유해요인으로부터 노동자들을 보호한다.
② 특히 노동자에 맞게 노동을 변형시키고 노동자에게 적합한 업무를
할당함으로써 노동자의 신체적·정신적 적응에 기여한다.
③ 노동자의 신체적·정신적 안녕을 가능한 최고 수준으로 올리고 유
지시키는 데 기여한다.

간단히 말해 이 권고사항은 산업보건 서비스를 작업장이나 그 부
근에서 제공하는 서비스로 간주하고 있다. 산업보건 서비스는 내용
상 예방적이며, 노동자에게 맞게 노동을 변형시키고 노동자의 전반
적인 건강을 고려하려는 목표를 가지고 있다.

1985년 국제노동기구는 새로운 국제협약인 산업보건 서비스에 관
한 협약(Convention Concerning Occupational Health Services)을 채
택하고 <권고안 171호>(23)를 발표하였다. 이 협약에서는 산업보
건 서비스를 다음과 같이 정의하였다.

① '산업보건 서비스'라는 용어는 본질적으로 예방적인 기능을 가진
위탁된 서비스를 말하며, 기업에서 사용자와 노동자 및 그들의 대
표에게 다음과 같은 조언을 제공할 책임이 있는 서비스를 말한다.

㉠ 작업과 관련하여 적정한 신체적·정신적 건강을 촉진시킬 수 있
는 안전하고 건강한 노동환경을 만들고 유지하는 데 필요한 요건
㉡ 신체적·정신적 건강상태에 비추어 노동자의 능력에 맞는 노동을
채택한다.

이 협약에서는 다분야 공동접근(multidisciplinary approach)과 부

문간 협조(multisectoral collaboration)의 중요성도 강조하고 있다.

산업보건 서비스에 대한 이러한 정의는 또한 산업보건 서비스의 예방 지향성, 노동환경에 직접 영향을 미치는 조치를 통한 노동자의 육체적·정신적 건강의 증진, 그리고 노동자에게 맞는 노동의 채택을 강조하고 있다. 국제노동기구의 회원국들은 고위험 노동자를 시작으로, 모든 노동자에게 이런 서비스를 조직하여야 한다. 서비스의 기능과 관련된 조항에는 노동환경과 노동자 및 작업장 관리를 목표로 하는, 본질적으로 예방적인 다양한 활동이 포함되어 있다.

이런 기능은 다음과 같다(23).

- 건강 유해요인으로부터 위험요인을 규명하고 측정한다.
- 노동환경과 노동자의 건강을 감시한다.
- 노동의 기획과 조직, 노동과정과 시설을 개선하는 사업, 산업보건·안전·위생과 인체공학, 개별적·집단적인 예방장구에 대해 조언을 제공한다.
- 노동자에게 맞는 노동을 채택하도록 장려한다.
- 산업보건에 관한 정보와 훈련을 제공한다.
- 현장에서의 응급처치체계를 조직한다.
- 산업재해와 직업병을 분석한다.

국제노동기구의 <권고안 171호>(23)에서는 치료와 일반적인 일차보건의료 서비스의 제공을 산업보건 서비스의 한 부분으로 포함하고 있다. 이런 방법은 다른 부문에서 이런 서비스를 제공할 수 없거나 제공하는 것이 적절하지 않은 경우에 특별히 권고하는 사항이다.

유럽지역위원회 지침

유럽지역위원회는 1980년 작업 중에 화학적·물리적·생물학적 인자에 폭로되어 발생하는 위험요인으로부터 노동자를 보호하기 위한 지침서를 발행하였다(24). 이 지침서에는 작업 과정에서 발생할 수 있는 건강 유해요인의 예방을 위한 일반원칙을 포함하고 있으며 예를 들어 작업 과정에서 발생할 수 있는 건강 위험요인에 대하여 적절한 정보를 제공하고 작업 중에 유해요인에 폭로된 사람들에게 건강검진을 제공한다. 산업보건 서비스에 직접적인 관계가 있는 다른 지침서들도 이미 통과되었거나 준비중이다. 이런 지침서에서는 비닐 클로라이드 단량체(vinyl chloride monomer)와 납 및 석면의 폭로한계치와 같은 것도 다루고 있다.

원칙으로서의 구체적 목표

국제기구의 지침에 근거하여 산업보건 서비스의 전반적인 목표는 다섯 가지 원칙으로 구체화할 수 있다. 여기서 사용하는 용어는 인류 모두의 건강에 관한 논의에서 사용된 것들이다.

- 작업에서 발생할 수 있는 유해요인으로부터 노동자의 건강을 보호한다 ⇒ 보호와 예방의 원칙
- 노동자의 능력에 노동조건과 노동환경을 맞춘다 ⇒ 적응의 원칙
- 노동자의 신체적·정신적 및 사회적 안녕을 확대한다 ⇒ 건강증진의 원칙
- 산업유해요인, 사고와 상해 및 직업성 또는 작업관련성 질환으로 인해 발생하는 결과를 최소화한다 ⇒ 치료와 재활 원칙

- 노동자와 그 가족에게 작업장이나 가까운 보건시설에서 일반
  적인 보건의료 서비스(치료와 예방 서비스)를 제공한다 ⇒ 일반적
  인 일차보건의료 원칙

이런 원칙은 국가에서 수행중인 실제적인 활동에서 다양한 방법
으로 관철된다.

각국의 구체적 목표의 정의

유럽지역의 회원국들은 자국 산업보건 서비스의 구체적 목표를
상당히 다양하게 설정하고 있다. 구체적 목표와 활동에 대한 답변을
보면, 일부 국가에서는 질문의 의도와는 별 관계가 없는 상대적으로
일반적인 답변을 하였지만, 질문에 맞게 우선순위까지 제시하면서
답변한 국가도 있었다.

그러나 답변한 국가 모두가 산업보건 유해요인의 예방을 가장 중
요한 목표로 언급하였고, 일부 국가에서는 보호라는 말이 법에 구체
적으로 명시되어 있었다. 산업보건 서비스를 단순히 교정책으로 생
각하여 직업적 유해요인에 폭로되어 나타난 결과만을 다루고자 한
나라는 (비록 이것이 중요한 기능이라고 생각하고 있다고 해도) 하나
도 없었다. 서비스가 본질적으로 예방적인 것이라고 정의한 나라는
모두 15개국이었다. 벨기에, 프랑스, 룩셈부르크, 모나코와 산마리노
에서는 치료 서비스를 제한하거나, 응급조치를 제외하고는 어떤 치
료서비스도 제공하지 않는다. 산업보건 서비스에 대한 특별입법이
없이, 유해한 업무에 종사하는 노동자 건강검진이 규칙에 의해 단편
적으로 이루어지는 나라들도 있다. 불가리아, 노르웨이, 루마니아와
스웨덴과 같은 일부 국가에서는 예방에 우선순위를 두지만 직업병의
치료도 법으로 명시되어 있다. 핀란드의 산업보건 서비스에서는, 예
방은 강제 규정인 반면 일반 보건의료 서비스의 제공은 임의적이다.

헝가리, 폴란드와 소련과 같은 국가에서는 병원 서비스를 포함하고 있는 포괄적인 예방 및 치료가 산업보건 서비스와 연계되어 제공된다.

대부분의 국가에서는 산업보건 서비스로 유지되어야 하는 안전보건의 기준을 법으로 규정하지 않았다. 네덜란드와 같은 일부 국가에서는 노동자들의 건강과 안전을 지키기 위해 최고의 가용기술을 이용하는 것을 원칙으로 한다. 아이슬란드와 스웨덴에서는 이와 유사하게, 사회적·기술적 발전에 비추어 만족할 만한 정도를 목표 수준으로 잡고 있다. 오스트리아에서는 직업적 유해요인을 가능한 한 최소로 줄이는 것을 법으로 요구하고 있다. 영국에서는 모든 실행가능한 수단과 합리적으로 실행할 수 있는 수단이라는 두 가지 조건이 적용된다. 첫 번째 원칙은 현재의 지식과 실행가능성으로 가능한 수준의 보호를 의미하는 것으로 해석할 수 있다. 두 번째 원칙은 위험도가 낮은 유해요인에 적용되는 것으로 산업보건안전 조치의 비용효과를 고려하는 것이다.

1950년대 이래로 국제기구에서 분명한 지침을 내렸음에도 불구하고 노동조건을 노동자에게 맞게 변형시키는 문제를 시급히 해결해야 할 문제라고 생각하는 나라는 얼마 되지 않는다. 예를 들어 핀란드에서는 노동조건을 장애 노동자나 만성 질환을 앓고 있는 노동자의 능력과 필요에 맞추는 것을 법에서 원칙적으로 고려하고 있다. 벨기에, 동독, 노르웨이, 스웨덴과 같은 나라들에서는 이 원칙을 모든 노동자들에게 적용하고 있으며, 일반적인 목표로서 노동조건과 노동환경을 개별 노동자의 신체적·정신적 및 사회적 특성과 능력에 맞게 변형시키기 위한 적극적인 조치를 포함하고 있다.

건강증진의 원칙은 조사에 대한 각국의 응답에서 여러 번 언급되었으며, 세 가지 다른 의미를 갖고 있었다. 첫째로 이스라엘, 스페인, 터키와 같은 나라에서는 건강증진을, 특정한 직업적 유해요인을 성공적으로 예방·관리하였을 때 발생하는 궁극적인 결과로 본다. 두 번째로 이탈리아처럼 건강증진을 산업보건 서비스와 일반적인 예방 및 치료 서비스가 포함되는 포괄적인 보건의료 서비스의 효과로 이해하는 나라도 있다. 세 번째로 불가리아와 아이슬란드에서는 건강증진을 세계보건기구에서 사용한 의미로 이해하여, 산업보건 프로그램 안에 포함시켜 놓고 있다. 여기에는 노동자의 생의학적·심리적·사회적 측면에서의 건강과 안녕을 위한 일반적 목표가 포괄적으로 포함되어 있으며, 직업 활동과 여가 활동 및 보다 건강한 생활양식의 도입을 포함한 노동자의 전반적 건강증진에 이용할 수 있는 모든 방법을 이용하는 것도 포함된다.

직업적 유해요인의 결과를 최소화하는 원칙은 직업성 질환의 조기 진단과 응급조치, 직업병 및 작업관련성 질환의 치료활동, 그리고 산업재해를 당한 노동자의 재활에 관한 것이다. 이 원칙을 실행하려면 진단시설과 일정 수준의 치료활동이 있어야 하기 때문에, 이 원칙은 동유럽과 북유럽 국가와 같이 포괄적인 산업보건 서비스 모델을 가진 나라에서 가장 발달되었다.

일반적 목표를 더 상세히 분석하면 몇 가지 추가적인 관심사를 알 수 있다. 산업보건 서비스에서의 예방을 고용 전에 또는 특정한 위험요인에 폭로되는 동안 건강검진을 실시하는 활동이라고 생각하는 나라가 많았다. 이 방법은 안전 지향적인 노동 행정에 의해서 상세히 관리되는 전형적인 서비스이다. 그러나 많은 나라에서 질병으로 인한 장기 결근을 줄이고 노동자의 생산성을 증진하는 것을 목표로 잡고 있었다. 한편 보건부가 관리하는 산업보건 서비스의 목표는 범위가 넓어 예방, 치료 및 전반적인 보건의료 활동을 포함하고 있다. 따라서 보건 당국과 노동 당국이 함께 관리하며 사용자와 노동자가 시행에 함께 참여하는 서비스 체계가 가장 포괄적인 방법인 것처럼 보인다.

  산업보건에서 심리적인 서비스는 아직 유아기 단계이다. 많은 나라에서 심리적인 유해요인을 활동 대상으로 법에 언급하고 있기는 하지만, 유럽지역에서 전반적으로 심리적인 유해요인 관련 프로그램은 널리 시행되고 있지 않다.

5. 기능과 활동

산업보건 서비스의 기능을 열거한 문서 중에는 국제노동기구의 산업보건 서비스에 관한 협약과 부속 권고안 171호(23)가 가장 권위 있는 것이다. 협약에서 열거하고 있는 기능은 다음과 같다.

① 작업장에 있는 건강 유해요인으로부터 생기는 위험요인을 규명하고 평가한다.
② 노동환경과 노동과정에 있는 요인을 감시한다. 고용주가 제공하며 노동자의 건강에 영향을 미칠 수 있는 위생설비, 매점과 주택도 감시대상에 포함된다.
③ 작업장의 설계를 비롯한 노동의 기획과 조직, 기계와 다른 장비의 선택·유지 및 조건, 그리고 작업에서 사용되는 물질에 대한 조언을 제공한다.
④ 노동과정을 개선하기 위한 프로그램의 개발과 새로운 장비가 노동자의 건강이라는 측면에서 어떠한지 검사하고 평가하는 데 참여한다.
⑤ 산업보건·안전·위생과, 인체공학과 개별 및 집단 예방장비에 대한 조언을 제공한다.
⑥ 노동과 관련된 노동자의 건강을 감시한다.
⑦ 노동자에게 노동조건을 맞출 것을 장려한다.
⑧ 직업재활의 방법에 기여한다.
⑨ 산업보건위생과 인체공학 분야에서 정보, 훈련 및 교육을 제공하는 데 협력한다.

⑩ 응급처치(first aid와 emergency treatment)를 조직한다.
⑪ 산업재해와 직업병의 분석에 참여한다.

이런 기능에는 산업보건 서비스의 목표에 대한 국제지침에서 뽑은 네 가지 원칙이 포함되어 있다. 이외에도 권고안 171호는 적절하다고 판단되는 곳에서는 치료 및 일반 보건의료 서비스의 제공을 권장한다. 각국에서 보고한 산업보건 서비스 활동은 이 협약과 권고안을 준거자료로 하여 비교하였다.

세계보건기구 조사에서는 각국의 산업보건 서비스의 기능을 자세히 분석할 수 없었다. 서비스의 구성요소는 나라마다 서로 다르기 때문에 서비스의 기능과 내용도 크게 다르다. 그러나 산업보건 서비스의 활동에서 여러 가지 형태의 건강검진이 주된 부분이다.

프랑스와 서독과 같은 일부 국가에서는 관리 당국에서, 산업보건 인력이 공장 방문과 건강검진과 같은 특수 활동에 투여해야 할 평균 시간에 대해 상세한 지침을 내리고 있다. 예방 또는 치료 활동을 위한 규정시간이 법이나 규칙에 명기되어 있는 나라들도 있다. 노르웨이와 스웨덴의 산업보건체계는 지역의 산업보건안전합동위원회와 당국에서 활동의 균형을 결정하는 체계이다. 핀란드에서는 필요한 활동이 법에 열거되어 있지만 활동은 작업장에서 규명된 필요에 맞게 수행된다. 이런 방식으로 하면 각 작업장의 실제적인 문제에 적절하게 대응할 수 있다. 체코슬로바키아와 동독, 서독 등 일부 국가에서는 작업의 유해요인과 위험요인에 따라 사업체를 구분한다. 산업보건 서비스 활동의 기능과 활동간의 균형은 관련 기업이 어떤 위험군에 속했느냐에 따라 정해진다.

법이 오래전에 제정되었거나 고유한 산업보건 서비스체계의 전통이 이어져 오고, 나름의 서비스 관리방식으로 인해 산업보건 서비스가 노동자의 건강검진만으로 제한되어 있는 국가들도 있다. 이와 반대로 최근에 법을 제정한 네덜란드에서는 22가지 과제를 명시하고 있다. 이에는 예방이 주가 되는 상당히 넓은 범위의 관리 활동을 주관하거나 조언이 포함되어 있다.

- 작업장 방문과 건강검진 및 응급처치와 같은 본질적으로 예방적인 기능, (벨기에, 프랑스, 서독, 룩셈부르크, 모나코, 네덜란드, 산마리노, 스위스)
- 몇 가지 치료와 일반 보건의료 서비스가 임의적 또는 강제적으로 보완되는 예방적인 기능(오스트리아, 핀란드, 이탈리아, 노르웨이, 스웨덴)
- 예방과 광범위한 치료 서비스가 포함되는 포괄적인 노동자 건강 서비스(불가리아, 체코슬로바키아, 동독, 헝가리, 아이슬란드, 이탈리아, 폴란드, 루마니아, 소련, 유고슬라비아)

제공되는 서비스 범주는 국가에 따라 다를 뿐 아니라 각국의 산업과 지역적인 특성에 따라서도 달라진다. 일반적으로 예방적인 산업보건 서비스가 법에 엄격하게 명시되어 있는 나라는 국제노동기구 협약의 요건을 충족시키는 범주의 서비스가 제공되지만, 포괄적인 서비스를 제공하는 정책을 채택한 국가에서는 국제노동기구의 협약뿐 아니라 권고안 제171호의 요건도 만족시키는 서비스를 제공한다.

바람직한 산업보건 서비스의 10가지 기능

각 나라마다 산업보건 서비스의 법적 기반이나 조직 방법, 재원, 전반적인 운영조건에 차이가 있음에도 불구하고 각 나라에서 산업보건 서비스를 시행하는 방법은 상당히 비슷하다. 그러나 각국의 산업보건 서비스에서 다루고 있는 기능의 수는 크게 다르다. 따라서 다음과 같은 기능을 수행하고 있는 산업보건 서비스가 가장 바람직한 것으로 판단되었다.

① 노동환경을 감시한다.
② 작업중 유해요인 관리 활동을 주관하거나 조언을 제공한다.
③ 피고용자의 건강을 감시한다.
④ 취약집단의 건강을 추적한다.
⑤ 노동과 노동환경을 노동자에게 맞게 변형시킨다.
⑥ 응급처치를 조직한다.
⑦ 보건교육과 건강증진 활동을 수행한다.
⑧ 노동자 건강에 관한 정보를 수집한다.
⑨ 직업병 치료 서비스를 제공한다.
⑩ 일반적인 보건의료 서비스를 제공한다.

①-⑧번까지의 기능은 약 17개국에서 발견된다. 그러나 이런 기능의 중요성, 특히 ⑤, ⑦, ⑨번 기능의 중요성은 다를 수 있다.

노동환경의 감시

노동환경의 감시는 작업장 순회조사나 산업위생 측정, 인체공학적 분석, 심리학적·독성학적 평가와 같은 여러 가지 방법을 사용하여 노동자의 건강에 영향을 미칠 수 있는 유해요인과 위험요인을 규명하는 것이다. 핀란드와 서독, 영국과 같은 나라들에서는 체계적인 감시를 위하여 특별 지침을 만들었다. 전통적인 형태의 조사는 산업보건팀이 작업장을 방문하여 표준화된 지침이나 공식 또는 점검표에 따라 잠재적인 유해요인을 규명하고 측정하는 것이다.

작업중 유해요인 관리활동의 주관과 조언

유해한 조건이 규명되거나 측정된 후 또는 새로운 작업장이 기획되고 건설될 때 작업에서의 유해요인을 제거 및 관리하거나 최소화하기 위한 실제적인 관리조치를 조언하거나 실시하면 합리적인 예방이 가능하다. 이런 조항이 법에 포함되어 있는 나라는 많지만 그 발전 단계는 상대적으로 낮다. 이것을 효과적으로 시행하려면 노동자와 관리자가 적극적으로 참여하여야 할 것이다. 핀란드와 네덜란드와 같은 나라에서는 산업보건 서비스 담당자가 산업시설의 기획과 노동의 조직, 기계와 도구의 선택에 참여하는 것이 의무 사항이다.

피고용자의 건강에 대한 감시

피고용자의 건강에 대한 감시에는 전통적으로 건강검진이 포함되어 있다. 건강검진은 채용 전이나 배치 전에 실시하기도 하고 특정한 건강 유해요인에 폭로될 동안 주기적으로 할 수 있다. 그리고 병가에서 돌아올 때나 새로 배정된 업무를 시작하기 전에 하기도 한다. 만성병에 걸린 노동자를 대상으로 특별한 건강진단을 수행할 수 있다. 일부 건강 감시활동은 법에서 강제한 것이 아니라 노동자의 전반적인 건강을 보호하기 위해 수행될 수 있고, 특정 연령군에 대한 일반건강검진(예를 들어 5년 간격으로)과 여성노동자(특히 임산부나 영유아가 있는 여성)와 청소년 노동자, 과거에 일하던 동안 특수한 유해요인에 폭로되었던 은퇴노동자의 검진 등이 이에 포함된다.

건강진단의 항목은 나라마다 상당히 다르다. 가장 큰 차이는 어떤 나라에서는 작업장에서의 폭로와 직접적으로 연결된 건강검진과 예방적인 기능에만 한정하기도 하고, 어떤 나라에서는 노동자의 전반적인 건강에 대한 검진을 하는 포괄적인 산업보건 서비스를 제공하기도 한다.

취약집단의 건강에 대한 추적

포괄적인 산업보건 서비스의 경우, 심혈관질환이나 근골격계 질환, 알레르기 등과 같은 만성질환에 걸린 노동자와 고령노동자와 같은 취약집단의 건강에 대한 추적과 재활도 포함하고 있다. 취약집단의 건강을 추적하는 목표는 한 질병이나 사회심리적 상태가 노동에 잠재적으로 미치는 영향을 관찰하고 업무복귀나 재활 및 건강문제의 악화를 예방하기 위한 조치를 조기에 취하는 것이다.

노동조건과 노동환경을 노동자에게 맞게 변형시킨다

노동조건과 노동환경을 노동자의 정신적·육체적 능력에 맞게 변형시킬 필요가 있으며, 특히 취약집단과 건강상의 문제가 있는 사람들에게는 더욱 그러하다. 최근 산업보건 서비스의 추세를 보면 연령이나 성 또는 건강수준과 관계없이 모든 노동자에게 그들의 개별적인 필요성과 능력을 고려하는 방향으로 나아가고 있다. 스웨덴과 같은 일부 국가에서는 특별 프로그램을 통해서 이런 활동을 장려하고 정부에서 이 프로그램의 재정을 지원하고 있다.

응급처치체계의 조직

어느 나라에서나 응급처치(first aid와 emergency treatment)체계를 조직하는 일은 전통적으로 산업보건 서비스의 책임이었다. 이에는 개별노동자의 사고나 위급한 상태에 대비하는 것 외에도 다른 관리자와 협력하여 회사 전체에 영향을 미치는 사고에 대처하는 계획을 세우는 것도 포함된다. 물론 일반적으로 산업보건 인력이 최일선에서 응급처치를 하게 되는 경우가 많지는 않지만, 응급처치에 대한 훈련은 보편적인 의무이다. 산업보건인력뿐 아니라 관련된 모든 인력이 잘 훈련되어 있어야 하며, 응급처치 시설을 이용할 수 있으며, 대처할 수 있는 연락망이 만들어져야 하며, 산업보건 서비스 담당자는 이 모든 것을 책임지고 보장하여야 한다.

보건교육과 건강증진

보건교육은 노동자와 사용자에게 특정한 업무와 노동, 그리고 노동과정에서 사용하는 물질과 관련된 유해요인에 대하여 체계적인 정보를 제공하는 것이다. 이런 활동은 건강 유해요인을 최소로 줄이고 노동을 더 안전하고 건강하게 만들기 위한 대안을 제시하여 노동환경이나 노동과정을 변형시키는 것을 목적으로 하고 있다. 전통적으로 이런 활동은 노동자에게 장갑과 같은 개인적인 보호장구의 선택과 올바른 사용법을 조언하는 것에서부터 노동자의 손에 의해 독성물질이 퍼질 수 있는 곳에서 위생 지침을 제공하는 것까지 다양하다.

보건교육도 일반적인 것을 포함할 수 있다. 보건교육의 목표는 특정 직업에 종사하는 노동자에게는 중요한 변수일 수도 있는 건강한 생활양식이라는 요소를 도입하고자 하는 것이다. 예를 들자면 유기용제 사용 노동자들에게 알코올을 피하도록 조언하거나 석면을 취급하는 노동자들에게 금연정보를 제공하는 것도 보건교육에 포함된다. 때때로 산업보건 서비스는 일차보건의료나 민간 보건조직과 같은 다른 조직에서 조직한 일반적인 보건교육 캠페인에 참여한다. 캠페인에서는 흡연조절과 영양과 신체적 활동의 증진과 같은 활동에 초점을 맞출 수 있다.

다시 한 번 얘기하지만, 나라마다 보건교육의 범주는 다르다. 산업보건 서비스가 예방 서비스에만 한정된 나라에서는 특별한 직업적 유해요인에 대해 교육하는 것이 주된 범주이고, 포괄적인 산업보건 서비스를 제공하는 국가에서는 산업보건과 일반보건교육을 모두 수행한다.

노동자 건강에 관한 정보의 수집

가장 전통적인 정보수집 활동은 직업병과 산업재해의 기록이다. 일부 국가에서는 산업보건 서비스 담당 기관에서 병으로 인한 결근통계를 수집하고, 작업장 감시 보고서를 만들고 노동환경이나 관련 폭로(예를 들어 발암성 물질)에 대한 감시 자료와 건강검진의 결과 기록을 보유하고 있다. 산업보건 인력이 특정 기업 노동자 건강의 여러 측면에 대한 역학연구를 수행하는 경우도 있다.

직업병 치료 서비스의 제공

산업보건 서비스가 예방적인 서비스에 한정되어 있는 국가(벨기에와 프랑스)에서도 직업병 진단활동을 수행한다. 동유럽 국가와 같은 나라에서는 직업병의 예방·진단 및 전반적인 치료 서비스가 제공되고 있다. 이런 활동에는 다음과 같은 것이 있다.

- 특정한 직업병이나 작업관련성 질환을 전체적 또는 부분적으로 진단하고 치료한다(예를 들어 청력손실의 진단이나 단순 독성 습진의 치료).
- 질병의 원인을 따지지 않고 노동자에게 재활 서비스를 제공한다.
- 건강검진과 같은 다른 산업보건 서비스 활동과 연계된 관찰 결과에 따라 직업병과 작업관련성 질환을 다른 보건의료 서비스로 의뢰한다.
- 응급처치를 시행한다.

전반적인 보건의료 서비스의 제공

전반적인 보건의료 서비스에는 비직업성 질환의 예방·치료·예방접종과 일반보건교육과 같은 기타 관련 일차보건의료 서비스가 모두 포함된다. 대규모 사업장에서는 입원시설과 적절한 외래 서비스가 포함된 모든 범위의 의료 서비스가 조직되어 있다고 해도 서비스의 수준은 일반적으로 일반의가 제공하는 것과 동일하다. 동유럽 국가의 경우, 1만 명 이상의 노동자를 고용하는 기업에서는 반드시 이런 입원시설을 설치하여야 한다.

결론

①-⑨번 기능은 세계보건기구와 국제노동기구에서 제시하는 산업보건 서비스의 내용과 활동 지침의 요건을 거의 다 충족시키고 있다. 그러나 이런 일반적인 조사를 통해서도 다음과 같은 산업보건 서비스의 몇 가지 약점이 발견된다. 유해한 폭로를 줄이기 위한 활동이 너무 작으며, 노동과 노동환경을 노동자에게 맞게 변형시키는 것은 널리 시행되고 있지 못하다. 또 산업보건의 심리적·사회심리적 요소들은 별다른 주목을 받지 못하고 있다.

6. 조직 모형

산업보건 서비스 조직의 모형은 각 나라마다 그리고 각 나라 안에서도 해당 국가의 전통과 관련 산업, 경제활동의 특성에 따라 크게 다르다. 유럽 지역내에는 여섯 가지 모형이 있으며, 그 내용은 다음과 같다. 대기업 모형, 집단 서비스 모형, 민간보건기관 모형, 지역사회보건소 모형, 국가보건의료 서비스 모형, 사회보장기관 모형이 그것이다.

대기업 모형

대기업 모형은 대단위의 제조업과 가공업 공장에서 전형적으로 볼 수 있지만 기타 대기업에도 적용된다. 이 모형에 따르면 산업보건 서비스는 공장내에서 제공되며 일반적으로 전일제 전문가팀으로 구성된다. 거대 기업의 경우 여러 부문의 전문가들이 모여 한 팀을 만든 것이다. 팀의 구성원으로는 의사, 간호사 외에도 물리치료사, 공장위생전문가, 안전기술자와 심리학자 등이 있다.

일부 국가에서는 일정 수 이상의 노동자를 고용하는 기업에서 이와 같은 공장내 서비스를 조직하도록 법조항에 명기되어 있는 경우도 있다(<표 1> 참조). 예를 들어 헝가리에서는 노동자 4천 명당

<표 1> 유럽 8개국에서 공장내에 별도의 산업보건 서비스를
조직하여야 하는 회사의 규모

국가	노동자의 수(최소)
오스트리아	750
벨기에	50
불가리아	1500~2000
헝가리	1200
폴란드	500
포르투갈	200
스페인	1000
소련	800

의사 1명을 임명해야 하고, 1만 명 이상의 노동자를 고용하고 있는 회사에서는 외래시설을 갖추고 있어야 한다. 포르투갈에서는 노동자가 200명 이하라도, 유해작업이 많다면 서비스를 제공하여야 한다. 루마니아와 소련에서는 대기업의 경우, 병원, 의원, 외래부서와 예방 서비스를 비롯한 포괄적인 의료체계를 갖추어야 한다.

반면에 프랑스에서 기업은 사업장 안에서 산업보건 서비스를 제공할 의무가 있으며, 의사는 적어도 한 달에 60시간은 일해야 한다. 의사의 노동시간은 공식화되어 있으며, 공식은 관련 산업과 업무에 있는 산업보건안전 유해요인을 고려하여 정해진다. 실제로 이 최소한의 수치는 산업장 밖의 의사의 노동시간과 유사하다.

대기업 모형은 다음과 같은 몇 가지 장점이 있다. 한 기업 안에서 서비스를 제공하게 되면, 해당 인력은 해당 작업장에 관한 모든 정보를 알 수 있고 유해요인을 관리하거나 제거하기가 쉽다. 그리고 다른 서비스 모형에 비해 안전 서비스와 통합하여 시행하기도 쉽다. 그러나 일차보건의료 서비스와의 연계가 약해질 가능성이 있다는 것이 가장 큰 단점이다.

집단 서비스 모형

때때로 중소규모의 기업이 모여 산업보건 서비스 기관을 조직하기도 한다. 일부 국가(오스트리아, 벨기에, 프랑스, 네덜란드, 스페인)에서는 규모가 작아 자체적으로 서비스를 제공하기 어려운 기업들이 이와 같은 집단 서비스 센터를 설치하도록 법조항에 명시하고 있다. 센터의 운영은 해당 기업의 사용자와 노동자 대표가 참여하는 이사회에서 담당한다. 기업은 서비스를 이용한 만큼 비용을 지불한다. 따라서 회원 기업은 산업보건 서비스 기관의 소유자거나 주주이며, 일반적으로 비영리 차원에서 기관을 운영한다.

프랑스의 산업보건 서비스 기관은 일정 지역 안에서 여러 형태의 기업을 대상으로 서비스를 제공하기도 하고 일정 형태의 경제활동을 하는 기업을 대상으로 하기도 한다. 이와 같이 기업 중심적인 서비스의 고전적인 사례는 동독의 건설회사와 스웨덴의 건설, 농업, 임업, 행정부와 일부 식료품 산업, 그리고 덴마크의 여러 산업에서 볼 수 있다.

외부에서 서비스를 제공하는 다른 모형과 마찬가지로, 이 모형은 매일 작업장에 갈 수 없기 때문에 대기업 모형의 장점을 다 구비하고 있지는 못하다. 업종 특이적인 모형은 기동성이 있고 유연하며, 서비스를 제공하는 기업의 업종에 고유한 산업보건 문제에 대한 지식을 축적할 기회가 많다는 점이 장점이다.

민간보건기관 모형

서유럽 일부 국가에서 채택하고 있는 이 모형은 민간보건기관에서 서비스를 제공한다. 서비스는 집단 서비스 모형과 같은 기능을 하지만 관련 기업의 관리는 받지는 않는다. 민간보건기관에서는 서비스를 제공하며 그에 대한 비용을 지불받고, 보건기관 자체가 사기업이다. 서비스를 제공받는 기업과 작업장은 고객이며 일반적으로 이윤 원리가 적용된다. 이 모형은 핀란드 일부에서 채택하고 있다. 서독에서는 이 모형이 약간 변형되어 기업에서 산업보건 서비스를 제공하는 민간 의사를 고용하는 형태를 보이고 있다.

유연성이 있으나 활동 방향이 이윤 추구의 영향을 받고 서비스를 받는 기업에서 서비스 관리에 참여하지 않는다는 단점이 있다.

지역사회 보건소 모형

이 모형은 지역에서 일차보건의료를 제공하는 공공 보건의료 서비스 기관이나 기초자치단체 기관에서 산업보건 서비스를 제공하는 것이다. 이탈리아에서는 지역의 보건기관이 산업보건 서비스를 제공할 법적 책임을 지고 있다. 노르웨이와 스웨덴에서는 지역사회에 기반한 보건의료 서비스에서 부분적으로 이런 목적의 서비스를 제공하고 있다. 아이슬란드에서는 지역보건소에서 모든 산업보건 서비스를 제공하고 있으며, 대기업에 고용된 의사도 건강검진을 시행할 수 있다. 유고슬라비아의 소기업 역시 이런 지역사회에 기반한 모형에서 서비스를 제공받는다. 핀란드에서는 특별입법에 따라 소기업과 자영업자 및 농업 노동자에게 산업보건 서비스의 약 40%를 시 보건소에서 제공하고 있다.

이 모형도 역시 장단점이 있다. 지역보건소의 전국적 네트워크가 형성되어 있는 나라에서는 일반 노동자들이 서비스를 받으러 갈 수 있을 뿐 아니라, 일차보건의료와도 자동적으로 통합이 가능하다. 그러나 상당히 다양한 활동에 종사하는 수많은 기업의 산업보건 문제를 지역보건소에서 모두 다루기는 어렵다. 산업보건 서비스의 고유한 요구에 맞추려면, 규모가 큰 시 보건소에서 특별 훈련을 받은 의사와 간호사를 정식으로 고용하여야 하며, 규모가 작아 시간제 직원을 고용하고 있는 보건소의 경우, 직원들을 산업보건 특별강좌에 참가시키고 광역자치단체 수준의 산업보건연구소나 기타 적절한 기관 전문가의 도움을 받을 수 있다.

국가보건의료 서비스 모형

국가보건의료 서비스 모델은 지역사회에 기반한 모형의 변형이다. 기업 안에 산업보건기관이 있기는 하지만 거기서 일하는 사람들은 국가보건의료 서비스 체계에 속해 있다. 불가리아, 서독, 헝가리, 폴란드, 루마니아, 소련 등에서 이 모형을 채택하고 있고, 유고슬라비아에서는 이 모형을 약간 변형시켜 채택하고 있다. 이 모형은 대기업 모형과 같은 장점을 갖고 있다. 사실 이 모형은 이 7개국에 있는 대기업에만 서비스를 제공한다. 대규모의 노동자가 없다면 이 모형에서 필요한 활동범위와 시설수준을 만족시킬 수 없다. 마지막으로 이 모형을 채택하면 산업보건 서비스와 일반 보건의료 서비스를 효과적으로 연계시키며 노동자에게 포괄적인 보건의료 서비스를 제공할 수 있다. 그러나 폭넓은 치료활동으로 인해 예방을 우선해야 하는 산업보건 서비스의 특성이 약화될 가능성이 있다는 사실에도 관심을 기울여야 한다.

사회보장기관 모형

이 모형은 사회보장기관에서 산업보건 서비스를 제공하는 것으로,

사회보장기관에서 재정도 함께 담당하는 경우도 많다. 이 모형은 집단 서비스 모형과 유사한 방식으로 운영된다. 서독과 터키에서 이 방식이 부분적으로 활용되고 있다. 이스라엘에서는 노동자총연합(General Federation of Labour)의 일반질병기금(General Sick Fund)에서 국가 보건의료 서비스체계를 조직·관리하고 있다.

새로운 모형의 시도

소기업과 이동이 많은 작업장과 자영업은 산업보건 서비스에서 해결해야 할 중요한 문제이다. 소기업에서 일하는 노동자들에게 서비스를 제공하는 문제를 해결하기 위한 시도로는, 여러 기업과 지역사회에 기반한 일차보건의료 기관, 그리고 기업의 산업보건 서비스 기관이 네트워크를 형성하여 서비스를 제공하는 방법이 있다. 동독과 헝가리에서는 대기업에 있는 산업보건 서비스 기관에서 동일 지역에 있는 소기업 노동자들에게도 서비스를 제공한다. 이탈리아는 지역 보건의료 서비스 기관에서 여러 소기업을 집단으로 묶어 분석하고 서비스를 제공하는 새로운 흥미로운 실험을 하고 있다. 이렇게 모은 정보를 근거로 지역내에 있는 유사 기업에 제공할 서비스 활동을 기획한다.

핀란드, 독일, 네덜란드와 스웨덴과 같은 일부 국가에서는 작업장소를 옮겨다니는 기업(이에는 건설업, 운수교통업, 어업, 임업, 농업이 포함된다)을 대상으로 이동식 산업보건 서비스 기관을 설치하여 대처하였으며 이 방법은 상당히 성공적이다. 프랑스에서는 집단 서비스에서도 이동식 기관을 활용하여 소기업에 서비스를 제공하고 있다.

7. 포괄범위

포괄범위로는 양적인 것과 질적인 것을 동시에 고려하여야 한다. 양적인 의미로 사용할 때는 기업과 노동자들이 이용할 수 있는 산업 보건 서비스의 정도를 측정한다. 질적인 면에서는 수행되는 활동의 수와 형태를 의미한다. 어떤 면에서 보아도 포괄범위는 조사 대상 국가간에 큰 차이를 보이고 있다.

양적인 포괄범위(시행률)

유럽지역내에서도 포괄범위의 기록 방식은 통일되어 있지 않다. 서비스를 제공받는 기업의 수를 기록한 국가도 있는 반면, 서비스를 받는 노동자의 수를 기록한 나라도 있었다. 많은 나라에서 최소한 다음과 같은 수의 노동자를 고용하고 있는 기업에서는 서비스를 제공하도록 법으로 규정하고 있다.

- 오스트리아 250명
- 네덜란드 500명
- 스페인 100명

서독에서는 한 의사가 일 년에 60시간 이상 일해야 하는 기업에서는 산업보건 서비스를 조직하여야 한다. 한 의사가 몇 시간을 일해야 하는가는 작업장의 산업보건안전 유해요인을 감안한 공식으로 계산된다.

그러나 덴마크와 노르웨이, 스웨덴에서는 산업보건 서비스가 필요하다는 인식하에 작업장에서의 산업보건 서비스를 법으로 명기하고 있다. 벨기에와 핀란드, 프랑스와 동유럽 국가들은 모든 노동계층에게 서비스를 제공하는 것으로 가정하고 있다.

따라서 포괄범위는 법적으로 서비스를 받을 자격이 있는 노동자의 비율로 나타낼 수 있다. 일부 국가에서는 서비스를 받는 피고용자의 비율을, 그리고 다른 일부 국가에서는 서비스를 받는 경제활동인구의 비율을 포괄범위의 수치로 제시하고 있다. 이런 계산상의 차이로 인해 자료를 서로 비교하기가 어렵다.

법에서는 서비스를 받아야 할 노동자를 다양한 방법으로 정의하고 있다. 일부 국가에서는 사용자와 분명한 관계를 가진 피고용자만을 법적인 대상으로 하고 있다. 그러나 노동하는 사람이면 누구나 산업보건 서비스를 받아야 한다고 가정하고 있는 나라도 있다. 네덜란드의 경우, 법에서는 제한된 노동자 집단만을 대상으로 하고 있지만 실제로는 임의 서비스로 포괄범위를 확대하고 있다.

질적인 포괄범위

포괄범위는 산업보건 서비스에 포함된 활동을 의미하는 용어로 사용되기도 한다. 앞에서 언급했듯이 일부 국가에서는 건강검진만으로 서비스가 한정되어 있지만 광범위한 예방 및 치료 활동을 아우르는 나라도 있고, 특히 동유럽 국가들이 그렇다. 또한 한 국가내에서도 산업보건 활동에 상당한 차이가 있을 수 있다. 예를 들어 공장내에 있는 산업보건 서비스 기관은 외부의 서비스 제공자와는 그 활동이 다를 것이다.

유럽의 시행률

이 조사 자료로 전 유럽의 산업보건 서비스 시행률을 정확하게 계산할 수는 없지만 추계할 수는 있다(<표 2> 참조). 그러나 이런 추계는 불확실한 가정에 근거하고 있다. 전체 경제활동 인구(유럽지역의 전체 경제활동인구는 3억 5천 4백 6십만 3천 명으로 추산된다)의 백분율로 산업보건 서비스 시행률을 추정해 보았다. 산업보건의 관점에서 보아도 이 방법이 가장 타당하다. 국제노동기구협약 제161호(23)와 같은 최근의 국제지침에서는 경제활동인구 모두가 산업보건 서비스를 받아야 한다고 되어 있다. 이러한 관점에서 공장내 기관이나 집단 기관의 서비스를 받는 노동자의 수와 일차보건의료와 연계된 서비스를 받는 노동자의 수를 대강 추정해 볼 수 있다. 소기업, 농업노동자와 자영업자는 보통 일차보건의료와 연계된 서비스를 받는다.

추계에 따르면 유럽 노동인구 중에서 산업보건 서비스를 받는 비율은 3/4가 채 되지 않는다. 이 수치는 나라별로 크게 달라, 경제활

<표 2> 유럽 지역 산업보건 서비스 시행률(추정치)

	노동자의 수 (단위: 1천 명)	경제활동인구의 비율
사업장내 또는 집단 산업보건 서비스	157,575	44.4
일차보건의료와 연계된 산업보건 서비스	104,298	29.4
합계	261,873	73.8

동인구의 10% 미만만이 서비스를 받는 나라에서부터 거의 100%에 육박하는 나라도 있다. 물론 이런 추계에는 오류가 있을 수 있으며 따라서 과잉 또는 과소추계를 했을 수도 있다. 특히 일차보건의료기관(산업보건에 관한 특별훈련을 받은 의사나 간호사가 없다)에서 제공하는 산업보건 서비스는 특별히 예방적인 내용이나 산업보건에 관한 내용이 없는 일반의 수준에서 운영되는 치료에 불과할 수도 있다. 반면 산업보건 서비스를 예방에만 한정한다면 건강검진과 작업장 방문을 기계적으로 수행하여 권고된 목표에 도달하는 데 실패할 위험이 있다. 앞에서 서술한 모든 활동 범주를 참고하면, 유럽 지역에서 제대로 기능하고 있는 서비스의 포괄범위는 74%보다 훨씬 낮은 30% 정도가 될 것이다.

요약하면 산업보건 서비스의 시행률은 8개국에서만 거의 완벽한 수준이고, 정보를 입수할 수 있었던 다른 12개국에서는 50% 정도이다. 자료를 보면, 대규모 공장에서는 거의 완벽하게 서비스를 받고 있으며 중간 규모의 작업장은 산업보건 서비스 센터의 서비스를 받고 있는데 여러 나라에서 이런 센터가 증가하고 있다. 농업이나 임업과 같은 비공업분야와 혹은 공업이라도 소규모 작업장에서 일하는 노동자들은 서비스를 전혀 받지 못하고 있는 나라도 많다. 이런 국가들은 대부분은 포괄범위를 확대할 필요가 있다는 것을 지적하고 있다. 이러한 작업장에서 필요한 서비스는 대기업에서 필요한 것과 다르지만 필요성이 더 낮지는 않으며 작업장에 맞게 산업보건 서비스 활동이 변형되어야 한다. 핀란드와 스웨덴에서는 소규모 작업장에 산업보건 서비스를 제공하는 활동의 예비연구가 수행되고 있으며 일차보건의료기관과의 협력방안이 강구되고 있다. 프랑스에서는 소규모 작업장에서 서비스를 제공하는 경험이 축적되어 있고, 이탈리아와 유고슬라비아에서도 소기업과 자영업자에게 서비스를 제공하는 대규모 활동이 진행되고 있다.

8. 인력

범주

국제노동기구와 세계보건기구(18), 그리고 관련 전문가들은 산업보건 서비스에 관한 특별 훈련을 받은 인력이 필요하다는 점을 강조하고 있다. 유럽지역은 산업보건 서비스의 전통이 다른 어느 지역보다 길기 때문에 세계보건기구에서 설정한 6개 지역 중에서 산업보건 의사와 간호사의 수가 가장 많다. 그러나 다부문 산업보건팀을 구성하는 다른 전문가들은 이들처럼 많지는 않다. 산업보건팀에는 적어도 산업의학 전문의, 전문 간호사, 전문 물리치료사, 산업위생사, 심리학자와 안전요원이라는 여섯 종류의 전문가가 필요하다.

조사 결과에서는 다양한 범주의 전문가가 언급되었다. 산업의학 전문의와 전문간호사는 어느 나라에나 포함되어 있었다. 물리치료사를 거론한 나라는 다섯 나라였고 심리학자나 행동과학자를 꼽은 나라는 네 나라였다. 19개국에서 안전요원이나 이와 유사한 전문가를 거론하였고, 12개국에서 산업위생사를 꼽았다. 13개국이 적어도 네 종류의 전문가를 열거하였다. 이 여섯 범주의 전문가가 모두 활동하는 나라는 2개국뿐이었다.

결과적으로 볼 때, 유럽 국가의 2/3에서 산업보건 서비스의 의료, 기술, 위생 부분의 인력이 적절히 포괄되어 있다. 행태적·인간공학적 및 심리치료 서비스는 약 10%의 국가에서만 이용가능하다.

　여러 방면의 전문가의 필요성이 동등하지 않을 때, 다부문팀을 유지할 수 있는 기업은 그리 많지 않다. 한 가지 해결책은 한 기업에서 일반적으로 팀의 핵심이 되는 의사와 간호사를 고용하고, 다른 전문가의 서비스(자주 이용할 수 있는 안전요원은 제외)는 산업보건연구소, 정부나 다른 공공기관, 특정 기업이나 집단 서비스 센터와 같은 외부로부터 보호를 받는 것이다. 예를 들어 서독과 영국에서는 정부의 검사직이 조언을 제공하는 중요한 전문가이다. 동유럽 국가에서는 산업보건연구소와 지역의 위생 및 역학연구소에서 외부 지원 서비스를 제공한다. 그외에도 영국과 같은 국가에서는 민간 상담역도 전문가 자문을 제공할 수 있다.

수와 밀도

　이번 조사에서는 산업보건 인력에 대한 완벽한 정보는 얻지 못하였다. 산업의학 전문의 수치만 제공한 나라도 많다. 조사 결과를 기본 자료로 하고 다른 정보원(7, 8)에서 수집한 정보로 보충하여 단순 추계해 본 결과 국가에서 임명된 전체 의사 수는 8만 1천 명이다. 그러나 이는 아마도 과소추계일 것이고, 전체 숫자가 10만 명 정도는 될 것이다. 이 중 약 1/3에서 1/2은 전일제로 일하고 있으며, 산업보건 전문가나 학위소지자도 이 정도이다. 보고된 산업보건 간호사 수는 17만 2천5백 명이며 이 중에서 약 6만 명이 전문훈련을 받고 있고, 1/3은 시간제로 일하고 있다. 이 외에 약 2만 5천 명의 산업위생사와 7만 명의 안전요원이 있다. 서기나 기타 지원인력의 수는 약 10만 명으로 추산된다. 대강 추정해 보면 유럽 지역의 산업보건 인력은 약 45만 명이다. 이런 수치를 기반으로 유럽 지역의 노동력 대 인

<표 3> 전문적인 산업보건인력 대 유럽 지역 경제활동인구의 비와
산업보건 서비스 대상인구와의 비(추계)

	경제활동인구	산업보건 서비스 대상인구
의사	1 : 4378	1 : 3233
간호사	1 : 2056	1 : 1518
산업위생사와 안전요원	1 : 3732	1 : 2753
합계	1 : 1018	1 : 751

력비를 추계한다(<표 3> 참조).

14개국에는 인력 대 노동자 또는 노동자 일인당 노동 시간 투입에 대한 공식적 또는 반(半)공식적인 규정이 있었다. 산업보건안전 위험 요인에 따라 기업을 범주화한 나라(체코슬로바키아, 프랑스, 동독, 서독)에서는 작업장이 어떤 위험 범주에 속하는가에 따라 산업보건 서비스에서 투여하여야 할 인력이나 시간을 정하는 규정을 만들었다. 여러 나라와 기업의 규정을 보면, 가장 유해한 직업에서는 노동자 800명당 한 명의 전일제 의사를 고용하고 유해 정도가 덜한 직업에서는 2,500~3,000명당 의사 한 명에 이르기까지 다양하다. 의사의 시간 투여는 유해한 작업에서는 1년에 노동자 한 명당 1.3시간에서 유해정도가 낮은 작업장에서는 0.15시간까지 있었다. 이와는 반대로 핀란드, 스웨덴, 영국에서는 공식적인 규정은 없지만 적절한 활동량에 대한 지침을 제시하고 있으며, 이 지침은 산업보건 서비스 당사자의 동의를 거치거나 관련 당국이 결정한 것이다.

훈련

15개국에서 산업보건 서비스를 제공하고자 하는 의사가 거쳐야 하는 공식 인정 과정의 훈련이 있다고 보고하였다. 간호사도 특별한 훈련을 거쳐야 한다. 의사나 간호사가 받는 전문훈련과정의 내용은 1~4주에 걸쳐 산업보건 서비스에 대한 간단한 소개를 하는 과정에서부터 1~2년의 학위과정이나 공식적인 시험을 거치는 면허획득과정까지 다양하다.

대부분의 나라에서 대학 수준에서는 산업보건을 분리된 한 과목으로, 또는 위생이나 사회의학과 연결시켜 교육하고 있다. 국가와 과목에 따라 약간 다르지만 간호사, 안전요원, 물리치료사는 학부 과정에서 20~50시간 동안의 산업보건을 훈련받고 있다. 6개국은 학위, 자격증 또는 이학사 학위과정이 있고 산업보건의사를 훈련하는 프로그램도 있다.

14개국에서는 산업보건, 산업보건 서비스와 산업의학, 산업위생 전문과정을 이수하는 데 3~6년이 걸리는 과정이 개설되어 있다. 핀란드와 서독에서는 산업보건 서비스와 산업의학 전문가가 따로 있다. 전자는 예방에 초점을 맞추고 후자는 임상적인 산업의학에 초점을 맞추고 있다. 8개국에서 산업위생사는 학위를 갖추거나 충분한 전문가 수준의 훈련을 거친다. 동유럽 국가에서는 산업위생사 과정이 기본적인 의과교육을 마친 전문가를 대상으로 하고 있다. 핀란드와 영국을 비롯한 서유럽 국가에서는 산업위생사 기본 교육은 자연과학(물리학이나 화학)이나 공학에서 주로 다루고 있다.

산업보건 서비스 간호사를 위한 특별 훈련 프로그램이 있다고 보고한 나라는 8개국이었다. 안전요원에게 학위나 전문가 자격증을 주는 나라는 2개국뿐이었다. 산업심리학자 특별훈련과정이 개설된 국가도 2개국뿐이었다.

10개국은 일정 기간(1~5년)마다 보수 교육을 받을 것을 요구한다. 훈련기간은 일 년에 하루씩 교육을 받는 것에서부터 몇 년이 지난 후 수개월간 교육받는 것(예를 들어 매 5년마다 3개월 과정의 훈련)까지 다양하다.

9. 지원체계

산업보건 서비스가 제기능을 하고 작업장에서의 문제를 풀며 다부문 협동접근을 달성하려면 지원 서비스가 필요하다. 대규모 기업을 제외하고는 서비스 기관에서 이런 지원까지 제공하기는 어렵다.

산업위생과 인간공학 및 심리학

유해요인을 규명하고 폭로 정도를 측정하며 작업에서의 물리·화학·생물학적 요인에서 발생하는 유해성을 측정하고 통제하려면 산업위생, 실험실 분석, 제어기술에 관한 훈련을 받은 전문가가 필요하다. 인간공학, 생리학 및 심리학적 요인을 규명하거나 측정하려면 특별한 자격과 방법론이 필요하다. 이런 지원 기능은 일반적으로 산업보건연구소나 기타 연구단체나 자문위원회 등에 위임된다.

임상산업의학

직업병과 작업관련성 질환과 상해의 진단과 치료 및 재활을 하려면 산업의학의 특별 지원이 필요하고, 다른 임상 전문의와 진단시설의 도움을 받아야 한다. 산업보건연구소의 산업의학 부서, 또는 시설이 정비된 중앙 병원이나 지역 병원의 산업의학 부서에서 이런 지원을 조직하게 될 것이다. 유럽에서는 이 두 모형이 모두 이용되며, 동일한 국가(핀란드와 소련)에서 두 모형을 다 이용하는 경우도 있다.

동유럽과 북유럽 국가에서는 직업병의 진단과 치료 및 산업의학 관련 문제에 관한 전국적인 조직망이 잘 짜여져 있다. 스웨덴에서는 산업의학 부서가 있는 8개의 지역 병원이 네트워크로 연결되어 있으며, 핀란드에서는 중앙과 지역의 산업보건연구소와 함께 산업의학 외래진료소를 만들었다. 스페인에는 4개 지역에 산업보건 연구소가 있다. 다른 많은 유럽국가에서는 기관의 전통이나 기관내의 특별한 관심이 있는 사람들의 노력에 의해서 산업의학 진료소 네트워크가 만들어졌다.

연구와 훈련

산업보건인력과 다른 전문가들은 여러 단계의 교육을 받는다. 전문가 수준의 훈련을 하려면, 교육자에게 새로운 정보를 제공하고 그들을 교육시킬 수 있는 연구 경험이 있는 교사가 필요하다. 대부분의 국가(동유럽과 북유럽)에서, 연구와 훈련은 산업보건연구소에서 맡고 있다. 일부 국가(서독과 이탈리아)에서는 대학에서 이런 과제를 맡고 있다.

1981년 스칸디나비아 의회 의장은 산업안전보건의 모든 분야에 대한 부문간 공동연구를 활발히 진행하는 연구소를 만들었다. 이 연구소에서는 주로 스칸디나비아 국가의 전문가들을 교육하였고 일부이기는 하나 다른 나라의 전문가들도 참여하고 있다.

국립산업보건연구소나 이와 비슷한 기능을 하는 기관을 설립한 국가가 총 20개국에 이른다. 이탈리아에서는 국립산업보건안전연구소에서 강력한 산업보건 프로그램을 만드는 활동을 하고 있다. 국립공중보건연구소도 이 분야에서 활발한 활동을 하고 있다. 영국에서는 정부 당국인 보건안전행정기구가 국립산업보건연구소의 역할을 한다.

이탈리아와 동유럽과 스칸디나비아 국가에서는 국립산업보건연구소가 정부기관이다. 따라서 산업보건 서비스를 책임지고 있는 행정부에 직접 보고서를 제출한다. 이스라엘에서는 사회보장조직에서 연구소를 관리한다.

서독에는 산업안전과 재해예방을 위한 국가 기구가 하나 있고 고용주들의 산재보험협회가 있는데 이 곳에서는 8개 연구소를 운영하고 있다. 이 두 조직은 안전 지향적이고 산업보건 서비스에 관한 문제에 대한 지원을 한다. 건강 측면에 대한 지원은 주로 대학이나 대학 연구 기관에서 하고 있으며, 산업의학 진료소에서도 지원한다. 핀란드의 산업보건연구소에서는 서비스와 연구, 훈련 등 모든 측면을 지원한다. 불가리아와 폴란드, 소련에서는 연구소에서 수준높은 지원을 제공한다. 위생과 역학부서 또는 일반 보건의료 서비스 기관에서 일상적으로 서비스를 제공한다. 대학이 국립 또는 도립 산업보건연구소의 역할을 어느 정도 대신하고 있는 나라는 13개국 정도이다. 서독, 이탈리아, 네덜란드, 영국에서는 대학이 산업보건 서비스를 지원하는 역할을 한다.

국립 산업보건연구소와 연계되거나 혹은 독립적인 산업보건연구소에서 지역내 활동을 전개하는 나라가 8개국이다. 예를 들어 폴란드에서는 4개 지역에 연구소가 있으며 이 연구소는 국가적으로 중요한 특정 산업보건 분야의 책임을 맡고 있다. 스페인에서도 4개의 지역 산업보건연구소에서, 그리고 핀란드에서는 6개의 지역 산업보건연구소에서 이와 비슷한 형태로 업무를 분담하고 있다.

재원

보건의료 서비스의 재정을 국가에서 직접 부담하는 나라도 있고, 사회보장이나 의료보험과 같은 틀을 통해 재정을 조달하는 나라도 있다. 그러나 대부분의 국가에서 산업보건 서비스의 재원은 일차적으로 고용주나 기업이 책임진다. 동유럽 국가에서는 산업보건에 종사하는 의사, 간호사의 임금은 국가보건의료 서비스에서 지불하지만 나머지 비용은 모두 기업에서 부담한다. 스칸디나비아 국가들은 법에 따라 고용주가 일차적으로 재원을 책임지지만 서비스를 만들고 유지하는 총 비용의 60%까지는 보조금을 받을 수 있다.

이외에도 일차보건의료 기관에서도 일부 서비스를 제공한다. 이 경우 고용주나 기업에서 비용을 부담하기도 하고 부담하지 않는 경우도 있다. 이런 서비스는 실제 비용보다 더 낮은 요금을 부과하기 때문에 보조금을 받는 형태의 하나라고 볼 수도 있다. 동유럽의 국가보건의료 서비스에 의한 산업보건인력의 임금도 비슷한 방식이다.

일부 국가에서는 법에 따라 보조금을 제공한다. 핀란드에서는 고용주가 두 가지 기준에 맞는 서비스를 제공했다면 서비스 비용의 55%까지 상환받을 수 있다. 서비스의 내용과 운영은 법과 기타 지침에 맞아야 하며, 기업의 산업안전합동위원회나 노동자 안전위원회의 인정을 받는 서비스이어야 한다.

재원에 관한 자료를 볼 때, 공공재정지원이 있으면 산업보건 서비스의 포괄범위가 증가되는 것으로 나타난다. 공공재원에 의한 부작용은 보고된 바가 없다. 스웨덴의 경우 정부 보조금체계를 도입한 후 포괄범위가 단기간에 눈에 띄게 증가하였다. 특히 취약 부분의 서비스를 만들고 유지하려면 보조금이 필요하다.

10. 주요 문제점과 추세

나라마다 산업보건 서비스의 구조와 내용에는 큰 차이가 있지만, 조사에 대한 응답을 보면 각 나라에서 당면하고 있는 산업보건 문제와 계획하고 있는 해결책 및 예상되는 추세는 매우 비슷하다. 필요한 것은 다음 다섯 가지이다.

- 우선순위가 높은 문제의 해결
- 산업보건 서비스 기능의 개발
- 산업보건 인력의 개발
- 연구와 정보
- 산업보건 서비스체계의 개발

우선순위가 높은 문제와 계획하고 있는 해결책

각국에서 우선순위를 두고 있는 산업보건의 문제가 놀랍게도 상당히 비슷하였다. 이것은 작업장에 있는 유해요인에의 폭로나 폭로에 따른 건강 악화로 요약할 수 있다. 일반적으로 문제는 소음·분진·화학물질에 대한 폭로, 육체적·정신적 노동환경이다. 소음과 청력상실을 언급한 10개국에서는 다음과 같은 해결책을 계획하고 있었다.

소음경감 프로그램의 설치, 폭로의 규제, 기계와 다른 소음원의 소음 기준치 설정, 개인적 보호에 대한 교육과 정보제공 등이 그것이다. 분진에 대한 폭로를 문제로 삼은 8개국에서는 석면과 같은 광물분진을 가장 자주 언급하고 있으며, 폐암이나 진폐증과 같은 분진으로 인한 폐질환의 예방을 목표로 삼고 있다. 화학물질의 장기적인 효과를 언급한 나라는 13개국이었는데, 특히 새로운 화학물질로 인한 암 발생, 알레르기 발생, 생식보건의 문제를 들었다. 설문에 응답한 일부 국가에서는 해결책에 대한 표준을 설정해주기를 기대하였다. 육체적 업무부담, 인간공학적 문제, 단조로운 작업이 문제라고 지적하고 그 결과 근골격계 질환을 우선순위가 높은 문제로 거론한 8개국에서는 여러 가지 해결책을 제시하였다. 9개국에서는 심리적인 긴장과 정신보건, 사회심리적인 문제를 우선순위가 높은 문제로 꼽았고, 여러 회원국에서 사회심리적 노동환경을 개선하기 위한 활동을 수행하고 있었다.

산업보건 서비스의 기능

논리적인 순서로 보아, 산업보건 서비스 활동을 기획하려면 먼저 필요를 규명해야 한다. 즉 기획은 작업장에 있는 유해요인의 규명에서 시작된다. 노동환경과 작업에서의 유해요인의 감시, 그리고 작업에서의 폭로의 결정과 측정을 개발하여야 할 목표로 설정한 나라가 14개국이었다. 이 국가들은 이 주제에 대한 활동계획을 제시하였다. 7개국에서 심리적·사회심리적 작업환경을 감시하기 위한 방법론의 개발을 제시하였다. 특히 청소년과 고령 노동자의 심리적인 문제를 언급한 국가도 일부 있었다. 또 고령 노동자의 노동능력을 측정하는 방법에 관심을 가진 나라도 있고, 산업보건 서비스내에서 또는 서비스와 연계를 맺으면서 재활 서비스를 개발하는 활동을 계획하는 나라도 있었다. 일부 국가에서는 직업병 예방 프로그램을 기획하고 있었다. 이를 위해서 직업병과 기타 작업관련성 질환의 조기발견 방법이 선행되어야 한다고 기록하였다. 8개국에서 산업보건 서비스의 새로운 공장시설과 설비 기획에의 참여를 통한 일차예방 외에도 새로운 화학물질, 노동과정, 기술의 도입에 따른 위험도를 예측하는 것이 새로운 추세라고 지적하고 있다. 일부 국가는 산업보건 서비스의 일반 예방 전략의 개발에 관심을 보였다.

인력개발

16개국이 산업보건 서비스 발전을 제약하는 요소로 전문인력의 부족을 꼽았다. 일부 국가에서는 의사와 간호사 외에 물리치료사, 심리학자, 공학자, 사회과학자 및 산업위생사와 같은 훈련을 받은 전문가가 필요하다고 지적하였다. 새로운 화학물질의 측정, 노동의 심리적·사회심리적 측면, 노동능력의 측정문제와 고령 노동자의 산업보건 등과 같은 보다 바람직한 몇 가지 교육 내용을 추가할 필요가 있다는 점을 지적하기도 하였다. 이런 필요성에 맞추기 위해 각 단계의 훈련 프로그램이 모두 강화되고 변경되어야 할 것이다. 산업보건에서 우선순위가 높은 문제와 서비스의 기능적 발전, 포괄범위의 확대에 효과적으로 대응하기 위해서도 훈련을 바꿀 필요가 있다.

연구와 정보

14개국에서 여러 가지 형태의 연구가 필요하다고 지적하였다.

가장 자주 언급된 연구는 역학연구였다. 특정 작업에서의 폭로가 건강에 미치는 효과(특히 장기적인 효과), 직업병과 기타 작업관련성 질환, 노동계급의 일반적인 이환율 및 건강 수준과 같은 몇 가지 주제가 특별히 거론되었다.

두 번째로는 산업보건 서비스에서 매일 사용하는 여러 가지 방법들을 좀 더 발전시키기 위해 좀 더 많은 연구를 시행할 필요가 있다는 점이었다. 특히 다음과 같은 방법에 대한 연구가 필요하다.

- 노동환경의 감시, 특히 화학물질에 대한 폭로의 환경 및 생물학적 모니터링
- 새로운 화학물질의 위험 평가
- 일반적인 산업위생
- 노동자 건강검진과 추구관리

세 번째로 특히 고령 노동자의 심리 서비스, 사회심리 서비스, 조기 재활과 같은 새로운 산업보건 관심사에 대한 연구가 필요하다. 심리적으로 나쁜 영향을 주는 요인을 규명하는 방법과 그로 인해 나타나는 정신보건상의 결과를 측정하는 방법에 대한 연구도 필요하다. 노동과정을 노동자에 맞게 변형시키는 새로운 전략을 개발할 필요가 있다는 사실과 산업보건 서비스의 새로운 측면으로서의 건강증진은 이 책에서 자주 언급한 주제이다. 산업보건 서비스에서 새로운 생산과정, 노동조직, 산업구조를 기획하고 설계하는 데 대한 기준과 조언을 제공하는 역할을 하려면 면밀한 조사가 필요하다.

마지막으로 두 개 국가에서는 산업보건 서비스의 효율과 효과를 평가하는 연구에 대해 특별히 언급하였다. 다른 국가에서는 이 주제에 대하여 간접적으로만 언급하였다.

9개국에서는 다음과 같은 활동을 하기 위해서 산업보건 서비스내

에 정보체계를 개발할 필요가 있다는 점을 인식하고 있다.

　– 산업보건 유해요인과 직업병과 작업관련성 질환이 건강에 미
　　치는 영향과 노동재해에 관한 자료를 수집·분석·등록·교환한다.

　– 노동자와 고용주에게 산업보건 문제와 그 문제를 해결하는 방
　　법에 대한 정보를 제공하고 보건교육을 시행한다.

　– 산업보건 서비스를 제공하려면 일상적으로 필요한 화학물질과
　　같은 유해요인에 대한 연구 자료를 제공한다.

이런 필요를 충족시키기 위하여 특별한 활동을 하고자 하는 국가
는 그리 많지 않다. 따라서 이 분야에 대한 국제적인 지침이 필요하
다.

산업보건 서비스체계의 개발

모든 국가에서 자국의 산업보건 서비스가 더 발전할 필요가 있다
고 언급하였다. 11개 회원국이 산업보건 서비스를 받는 노동자의 수
를 늘이려는 계획을 세우고 있다. 이처럼 포괄범위가 확대되면 새로
운 기능과 방법을 도입할 필요가 생기며, 서비스 인력에 대한 양적·
질적 개발이 필요하다. 일부 국가에서는 산업보건 서비스와 재활서
비스의 기능을 조정할 필요가 있다고 보고 있다.

산업보건 서비스가 의무사항이 아닌 일부 국가에서는, 법 제정에
관심을 보이고 있다. 비슷한 수의 국가에서 특히 포괄범위를 확대하
기 위하여 기존의 조항을 고치거나 현실에 맞게 개정하려고 하고 있
다.

거의 모든 나라에서 산업보건 서비스의 지원체계, 특히 훈련, 정
보, 조언과 연구를 위한 지원체계를 개발하는 데 관심을 두고 있다.

일부 국가에서는 국립산업보건연구소를 세우고자 하고 있다.

7개국에서 자국의 산업보건 서비스를 보다 발전시키려면 다부문 협동접근(multidisciplinary approach)과 각 부문간 협조(multisectoral collaboration)가 필요하다고 생각하고 있다. 자주 언급되는 조정활동 은 공장에서의 서비스 활동과 기업의 일반적인 생산원칙간의 조정, 특히 산업안전 서비스와의 조정활동이었다. 이외에도 각 부문간 조 정은 국가적인 수준에서 하는 것이 바람직한 것으로 나타났다. 산업 보건 서비스가 다음과 같은 부분과 조정활동을 할 필요가 있다.

- 노동부에서 산업보건 서비스를 관장하는 나라에서는 보건부 장관과 일차보건의료 서비스와의 협력이 필요하다.
- 보건부에서 산업보건 서비스를 관장하는 나라에서는 산업안전 정책과의 협력이 필요하다.

결론

유럽 각국에서 설문에 응답한 내용을 요약해 보면, 우선순위가 높 은 문제와 이런 문제에 대응하는 산업보건 서비스의 발전추세로 보 아, 각국이 자국의 산업보건 서비스를 세계보건기구와 국제노동기구 에서 권고하는 방식으로 개발하는 데 관심이 있다는 것을 알 수 있 었다. 따라서 개발 프로그램의 시행에 관한 국제지침이 반드시 필요 하며, 국제적으로 참고가 될 만한 산업보건 서비스의 모형이 만들어 져야 할 것이다.

11. 결론

유럽은 세계 어느 다른 지역보다도 산업보건 서비스가 발달되어 있다. 그러나 이런 유럽지역에서도 약 1억의 노동자들이 아무런 서비스도 받지 못하고 있고, 1억의 노동자들은 국제노동기구와 세계보건기구의 표준에 겨우 미치는 서비스를 받고 있다. 특히 상당히 취약한 집단도 있다.

유럽 지역 안에서 경제구조가 급격히 변함에 따라 산업보건 서비스가 새로운 생산방법과 화학적·물리적·생리적·사회심리적 요인들에 대하여 새롭게 대응할 필요가 생겨나고 있다. 인구학적 변화, 노동계층의 노령화, 노동자의 국내이동과 국제적 이동의 증가, 이민 노동자 수의 증가 등이 주요 문제로 대두되고 있다.

이런 문제에 효과적으로 대응하기 위하여 산업보건 서비스는 포괄범위를 넓히고 서비스의 내용과 활동을 보다 발전시켜야 할 것이다. 이런 일반목표를 달성하려면 새로운 다부문 공동훈련 프로그램, 연구의 확대와 조언과 정보지원 서비스가 필요하다. 유럽지역의 회원국들은 산업보건 서비스체계를 개발하는 것과 이 체계와 다른 보건과 산업안전 서비스를 연계시키는 것이 중요하다는 점을 강조하고 있다.

제2부

산업보건의 교육과 훈련

제2부 산업보건의 교육과 훈련

Training and Education in Occupational Health

세계보건기구 연구모임 보고서
세계보건기구 전문가 보고서 시리즈 762
세계보건기구

Report of a WHO Study Group
World Health Organization
Technical Report Series
762

World Health Organization
Geneva, 198

이 책의 내용은 국제 전문가들의 견해를 모은 것으로써, 세계보건기구의 결의나 정책을 대표하는 것은 아니다.

산업보건의 교육과 훈련에 관한 세계보건기구 연구모임
1986년 11월 24~28일 제네바

참석자

Dr C. Barrera, Occupational Health Section, Ministry of Health, Corporation Educativa Laboral Colombiana, Bogota, Colombia

Dr Z. I. Fakhri, Associate Professor of Occupational Medicine, Community Medicine Department, University of Gezeira, Wad Medani, Sudan(Rapporteur)

Professor P. Fleisher, Dean, New York College of Osteopathic Medicine, New York Institute of Technology, Old Westbury, USA (Vice chairman)

Professor J. A. Indulski, Director, Institute of Occupational Medicine, Lodz, Poland

Professor C. E. Rossiter, Department of Occupational Health, TUC Centenary Institute of Occupational Health, London School of Hygiene and Tropical Medicine, London, England(Chairman)

Professor S. Yamaguchi, Institute of Community Medicine, University of Tsukuba, Ibaraki-Ken, Japan

기타 단체 대표

International Labour Organization

Dr A. Aguilar Salinas, Occupational Safety and Health Branch, Working Conditions and Environment Department, ILO, Geneva, Switzerland

International Association of Agricultural Medicine and Rural Health

Professor J. Tenyi, Vice-Chairman, IAAMEH, Hungarian socienty of Agricultural Sciences, Budapest, Hungary

International Association of Occupational Health

Professor L. Parmeggiani, Secretary/Treasurer, ICOH, 10 Avenue Jules Crosnier, Geneva, Switzerland.

International Federation of Chemical, Energy, and General Workers' Union

Mrs A Rice, 29 rue de la Coulouvrenière, Geneva, Switzerland

World Federation of Public Health Association

Y. Osman, Chief, Occupational Health Consultant, Sudanese Society of Preventive and Social Medicine, Occupational Health Department, Ministry of Health, Khartoum, Sudan

서기

Dr M. A. El Batawi, Chief Medical Officer, Office of Occupational Health Secretary(Temporary Advisor)

Dr M. Guillemin, University Institute of occupational Medicine and Hygiene, Centre for Research on the Occupational Environment and Chemical Pollutants, Le Mont-sur-Lausanne, Switzerland(Temporary Advisor)

Professor S. Hernberg, Scientific Director, Institute of Occupational Health, Helsinki, Finland(Temporary Advisor)

Professor Wai-On Phoon, Head, Department of Social medicine, National University of Singapore, National University Hospital, Singapore(Temporary Advisor)

Mrs L. A. Sainturat, Chief Nurse, Compania Siderurgica Huachipato, Talcahuano, Chile(Temporary Advisor)

Professor R. S. F. Schilling, Professor Emeritus, Department of Occupational Health, London School of Hygiene and Tropical Medicine, London, England(Temporary Advisor)

Professor J. Tenyi, Vice-Chairman, International Association of Agricultural medicine and Rural Health, Hungarian Society of Agricultural Sciences, Budapest, Hungary(Temporary Advisor)

세계보건기구 연구모임 보고서

세계보건기구 연구모임은 1986년 11월 24일부터 28일까지 산업보건의 교육·훈련에 관한 회의를 열었다. 세계보건기구 사무부총장인 루 루샨 박사가 사무총장 대신 모임의 개회를 선언했다. 그는 개회사에서 산업보건에 관한 국제노동기구/세계보건기구 합동위원회(1)의 8차 보고서를 언급하고, 산업보건·안전 및 인간공학에 관한 교육·훈련이라는 목적하에 그 보고서를 광범위하게 검토할 것을 요청하였다. 그러나 루 박사는 전세계적으로 역동적인 산업화가 이루어짐에 따라 노동자 건강 유해요인의 양상이 변화하면서 산업보건활동이 필요하다는 점을 지적하였다.

루 박사는 이 연구모임에서, 개발도상국이나 산업화된 국가에서는 기술적 발전의 관점에서 산업보건에 관한 교육·훈련의 필요성을 검토할 필요가 있다고 말하였다. 산업화된 국가에서는 여러 가지 공정에서 근본적인 변화가 일어나고 있으므로 산업보건 진료분야에서도 이에 상응하는 변화가 필요하다. 예를 들어 산업부분의 자동화 결과, 다요인적인 여러 작업관련성 질환을 비롯한 새로운 형태의 산업보건 유해요인이 생겨났으며, 산업인구가 재배치되어야 할 필요성도 생겼다. 또한 작업에서의 사회심리적 요인들을 평가하고 인간공학을 적용해볼 필요도 생겨났다. 이와 같은 여러 변화로 인해 현재의 산업보건 의료의 필요성에 맞게 교육과 훈련을 변화시키는 것이 필수적이다.

1. 서론

개발도상국에서는 어느 분야, 어느 단계에서나 산업보건인력의 공급이 부족하다. 취약한 노동계층을 위한 일차보건의료를 강조하게 되면, 산업보건에서도 새로운 형태의 인력을 양성할 필요가 있다. 예를 들어 노동자의 건강을 관리할 수 있는 지역보건 담당관과 일차보건의료 일꾼이 필요하다.

1981년에 산업보건에 관한 국제노동기구/세계보건기구 합동위원회에서는 산업보건·안전 및 인간공학에서의 교육·훈련 문제를 다루었다. 여러 나라에서 일반적으로 훈련된 인력과 보수교육을 할 만한 시설이 부족하며, 국제적 활동과 국가간 협력에 관한 조정활동이 제한적이라는 점에 비추어 교육·훈련의 필요성이 검토되었다.

1981년 이래 개발도상국과 선진국 모두 산업보건의 영역에서 중요한 변화가 발생하였다. 그 변화는 다음과 같다. ① 세계보건기구 회원국에서 채택한 일차보건의료에 대한 새로운 정책, ② 기술적 발전으로 인한 새로운 필요성, ③ 작업에서의 건강증진을 위한 새로운 방법. 이 보고서에서는 산업안전보건의 역동성을 반영하여, 훈련·교육에서의 변화의 필요성을 기술하고 있다.

연구모임은 이런 역동성 때문에 산업보건에 관한 교육·훈련을, 급박한 이해관계가 있는 몇 가지 근본적인 측면으로 제한하여 고려하였다. 따라서 앞으로 몇 년 안에 현재의 보고서를 다시 개정해야 할 것이다.

산업안전보건에 관한 교육을 노동자들에게 제공할 도덕적인 의무는 항상 존재하고 있다. 어느 노동자나 그들이 부딪치는 직업적 위험요인에 대한 적절한 정보를 제공받을 권리가 있고 어떤 예방조치가 취해져야 하는지 알아야 하기 때문이다. 오늘날 산업보건활동에 대한 노동자 참여와 결정권의 확대, 그리고 노동자들의 교육수준 향상으로 인해 어느 노동자나 산업보건안전에 대해 교육받을 필요가 있고, 이 분야에 책임이 있는 사람들은 특별 훈련을 받을 필요가 있다. 사회경제적 발전으로 인해 이제 산업보건 서비스 인력은 노동자를 건강을 유지해야 할 환자(일반적으로는 잠재적인 환자)로서만이 아니라 노동의 구조적 모형에서의 사회적 파트너로 간주해야 할 것이다. 그들은 사회에서 수행하는 노동자의 역할을 이해하여야 하고 노동자들의 권리와 열망을 알고 있어야 한다.

노동자를 대상으로 하는 보건교육은 산업보건의 주요 기능의 하나이다. 보건교육은 건강을 증진시키고 만성질환의 발생을 지연시키는 것을 목적으로 하고 있기 때문에 전반적인 보건의료의 필수적인 요소의 하나이다. 보건교육에서는 음주, 흡연, 식습관, 운동, 휴식, 여가활동과 같은 생활양식과 생활습관의 문제를 다룬다. 보건교육을 통해 지식, 인내, 설득, 상징적인 활동, 시청각 교재의 적절한 사용, 좋은 본보기가 되는 교육자 등을 제시해 준다면, 개인적으로 좋은 습관을 갖도록 효과적으로 설득할 수 있을 것이다. 보건의료 인력이 보건교육 기법을 배운다면 좋은 결과를 얻을 가능성이 높아질 것이다. 생산단위와 같은 소규모 사회에서는 약간의 좋은 결과만 발생해도 많은 사람들이 쉽게 받아들이는 반면, 부적절하고 지루한 상담을 시행한다면 교육이 실패할 수 있다. 작업장에서 시행하는 보건교육은 기업에게 도움이 되는 관리활동으로 받아들여야 할 것이다. 왜냐하면 삶에 대한 태도가 바람직하게 변하는 것과 작업에 대한 태도가 바람직하게 변하는 것은 깊은 관련이 있기 때문이다.

보건교육을 통해 만성질환을 예방하면 고령 노동자들은 은퇴 시기가 될 때까지 규칙적인 노동을 계속할 수 있는 기회를 얻게 되며, 은퇴 이후에도 시간제로 일하거나 적어도 여가활동을 충분히 즐길 기회를 얻게 될 것이다. 최근에 여러 나라에서 국가적인 문제가 되고 있으며 눈덩이처럼 불어나고 있는 의료비 지출을 줄이는 실제적인 유일한 수단은 아마도 만성질환의 예방뿐일 것이다(2).

산업보건에서 최근에 일어나는 변화중의 하나는 작업관련성 질환에 대한 강조가 두드러지게 눈에 띈다는 점이다. 산업병리학 분야는 현재 크게 확장되고 있으며, 점점 더 내과와 임상의학 영역으로 접근하고 있다. 동일 국가에서, 동일 분야의 산업에서, 그리고 심지어 동일 기업에서도, 오래 전부터 있었던 유해요인과 새로운 직업적 유해요인이 동시에 존재하기 때문에 직업적 위험요인이 과거보다 더 복잡해졌다. 그뿐 아니라 작업관련성 질환은 여러 가지 다양한 원인으로 인해 발생하기 때문에 작업관련성 질환의 원인을 규명할 책임이 더 커졌고 그 작업이 더 어려워졌다는 것을 의미한다. 산업의학 전문의(와 기타 보건의료인력)는 건강 손상에 작업관련성 원인이 존재하는지 여부를 파악하기 위해 적절한 훈련을 받아야 할 것이다.

가장 중요한 것은 공정한 임상적 판단이지만, 일단 작업관련성 원인이 의심되면 역학적인 방법을 이용하여 이를 검토할 필요가 있다. 산업의학 전문의는 해마다 수천 명의 노동자를 검사하기 때문에 작업관련성 질환을 밝혀내고 연구하는데 적합한 역학적 자료를 풍부하게 축적해놓을 수 있을 것이다. 그러나 자료가 가치있으려면 수집과정에 문제가 없어야 한다. 그러나 자료가 잘 수집되었다 해도 적절한 역학 연구 없이는 노동력의 일반 건강에 대해 알 수 없다.

이민 노동자들이 많을 때는, 산업보건인력이 작업장 밖의 사회적 문제를 특히 잘 이해할 필요가 있다. 이런 보건의료인력은 열대성 질환이나 전염성 질환에 대해 적절한 훈련을 받아야 하며, 이런 노동자들이 직업적 유해요인에 대해 더 민감할 수 있다는 사실도 알고 있어야 한다. 이민 노동자는 일반 노동자와 같이 동일한 산업안전보건 교육을 받아야 한다. 이들의 언어상의 문제에 대해서도 주의를 하여야 한다.

선진국이나 개발도상국 모두에서 여성의 고용비율이 높아짐에 따라 산업보건안전 및 인간공학을 담당하는 사람들이 여성의 노동과 관련된 문제에 대해 교육을 받아야 할 필요가 있다. 유감스럽게도 최근의 세계보건기구 회의에서, 이 영역의 경우 현재의 과학적 지식에서 볼 때 상당히 많은 간극이 있다고 분명히 밝혔다[1](3). 산업보건인력은 가사일, 일부 직업적 유해요인에 대한 특별한 감수성, 생식보건과 가족계획을 고려하면서 여성의 일의 적합성이라는 문제를 어떻게 다루어야 할지 배울 필요가 있다. 노동자 교육 프로그램에서도 여성의 문제를 고려해야 하며 모성보호, 가족계획과 상담을 반드시 기본 요소로 포함시켜야 한다. 작업장은 이제 남성과 여성 모두의 문제를 반영하는 전반적인 인간 사회의 한 부분으로 고려되어야 한다.

산업보건인력을 훈련할 때는 교육 내용에 고령 노동자와 관련된 문제도 반드시 포함되어야 한다. 나이가 듦에 따라 생겨나는 신체적·심리적·정신지각적 문제를 보상하기 위해 작업장을 인간공학적으로 변형시킬 필요가 있을 것이다. 이런 노동자들의 경우, 특히 심혈관계 질환과 퇴행성 질환, 악성 질환에 의학적 감시의 초점을 맞추어야 한다. 고령 노동자들에게서는 과거 여러 해 동안의 불량한 노동 조건의 결과로 여러 가지 작업관련성 질환이 나타날 수 있다. 물론 이런 노동자들은 특별 역학 조사의 대상자이다.

---

1) 1985년 3월 26일에서 4월 1일까지 열린 노동여성의 산업보건에 관한 세계보건기구 전문가 위원회의 보고서(Report of the WHO Expert Committee on Occupational Health for Working Women), 미간행 WHO/OCH/86.1.

2. 일차보건의료 접근법

이 연구모임에서는 산업보건의료에 일차보건의료 접근법을 활용하는 것을 고려하였다. 산업보건은 노동이 건강에 미치는 영향과 건강이 노동에 미치는 영향을 다루는 학문이라는 것이 일반적으로 인정되고 있는 사실이지만, 일차보건의료의 개념에 대한 해석은 서로 다르다. 현재의 지배적인 견해는 다음과 같다. 일차보건의료는 다음과 같은 기본적인 특징을 가진 접근법이다. ① 주민의 적용범위에서 형평성, ② 보건의료에 대한 노동자의 참여, ③ 여러 전문 분야의 인력간의 팀 작업, ④ 건강에 대한 포괄적인 접근법, ⑤ 가용자원의 최적 사용이 기본 특징이다(4).

연구모임은 산업보건인력이 일차보건의료 접근법을 채택하는 것이 필수적이며, 특히 현재 농업, 소기업 및 건설업에서 일하고 있는 다수의 노동자를 비롯한 취약 노동자들에게 서비스를 제공하는 것이 반드시 필요하다고 믿고 있다. 작업장에 있는 보건의료인력은 건강유해요인의 변화와 관련된 경우가 많은 노동방법과 기술적 과정의 변화에 보조를 맞추어야 한다. 노동자들이 보건안전활동에 적극적으로 참여하는 것을 보장하고 그들에게 개인적인 보건의료에 관해 교육하는 것도 필수적이다. 노동자들에게 금연과 건강식 및 운동을 하도록 권장하는 보건교육 프로그램은 질병을 예방할 수 있을 뿐 아니라 건강증진과 생산성 향상에도 도움이 된다.

이 밖에도 일차보건의료 접근법은 포괄적이다. 여러 해 동안 산업보건은 화학적·물리적 유해요인에 폭로된 결과 발생한 특수한 질병을 관리하는 데 관심을 가져왔다. 이것은 제한적인 접근법으로, 개발도상국과 선진국의 노동자들에게 실제적으로 필요한 보건의료를 충분히 제공해주지 못하였다. 개발도상국에서는 노동자들의 기생충 감염이나 영양실조와 관련된 건강 문제를 다루어야만 한다. 선진국에서도 노동자들이 포괄적인 보건의료를 제공받아야 하며, 사회심리적 스트레스와 고혈압, 심혈관계 질환, 알코올 중독과 관련된 문제도 다루어야 한다.

일차보건의료 접근법에 따라 활동할 때 필요한 팀워크는 산업보건의료에서도 자주 필요하다. 산업보건부문에서는 의료인력이 배치 전 건강진단이나 건강 손상의 조기 발견과 같은 예방의학적 활동과 안전 유해요인, 환경을 통한 건강관리에 대한 팀 접근법을 통해 질병과 상해를 예방하고자 할 때, 위생기사, 안전 감독자와 간호사와의 팀워크가 필요하다.

개발도상국에는 보건의료인력의 수가 부족한 경우가 많다. 따라서 가용 보건의료자원을 가장 효과적인 방법으로 활용할 필요가 있다. 농업노동자에게는 보건의료 보조인력나 일차보건의료 일꾼들이 산업보건의료를 제공하는 경우도 많을 것이다. 따라서 이러한 보건의료인력에게는 필수적인 보건의료 이외에도 농업노동자에게 안전교육을 시행할 수 있는 훈련을 제공하여야 할 것이다.

3. 현재의 산업보건 문제

취약계층 노동자들의 산업보건 문제

선진국에서 개발된 전통적인 산업보건의료 모형을 개발도상국에 적용하여 본 결과, 노동계층의 건강 향상이라는 목적을 달성하지 못하였다. 개발도상국에서는 직업성 질환의 문제보다는 영양실조, 개인 위생의 문제, 빈혈, 주혈흡충증, 결핵, 말라리아, 바이러스성 간염과 같은 기본적인 문제들로 인해 사망률이 높아지고 생산성이 떨어지고 국가 경제에 해가 되기는 하지만, 노동자들이 열악한 노동조건으로 인해 건강이 나빠져 고통을 받고 있다는 사실도 잊어서는 안될 것이다.

의료 및 보건의료 인력 및 장비가 제한되어 있기 때문에 이런 가용자원의 낭비를 피하고 가장 바람직한 방법으로 자원을 분배하도록 노력할 필요가 있다. 노동계층의 건강을 담당하는 의사는 기본적인 공중보건문제와 관련된 의료를 포함하여 그의 활동 범위를 넓혀야 할 것이다. 그뿐 아니라 산업화가 건강에 미치는 영향도 잊어서는 안된다. 산업화가 되면 새로운 유해요인이 많이 발생한다. 예를 들어 산업화에 따라 사고, 새로운 독성 물질, 식물성 분진과 기타 자연분진과 섬유, 그리고 노동시간의 연장과 교대근무제, 운송수단의 결여와 같은 불량한 노동조건 등이 새로 등장한다. 이런 건강 유해요인들은 일반적으로 선진국에서보다는 개발도상국에서 그 피해가 더 크다. 왜냐하면 개발도상국에서는 선진국에서 쓰지 않는 낡은 장비를 사용하는 경우가 많고 노동환경이 더 열악함에도 불구하고, 개발도상국에 진출한 외국기업이 자국에서와 같은 정도의 예방조치를 취하지 않기 때문이다. 따라서 개발도상국에서 진료하는 의사라면 전통적인 보건문제 외에 점차 증가하는 산업화로 발생하는 건강상의 문제도 대처할 수 있어야 할 것이다. 따라서 일차보건의료 프로그램을 시행하는 보건부는 모든 의사들, 특히 농촌 지역에서 진료하는 의사들에게 산업보건에 관한 기본 교육을 제공하여야 한다.

산업화에 따른 산업보건 문제

이 연구모임에서는 선진국의 문화, 인구, 사회경제, 행동양식, 정치, 행정, 공업, 과학기술, 환경 등의 다양한 분야에서 일어나고 있는 지속적인 변화로 산업보건이 어떤 영향을 받고 있는지 살펴보았다. 우리는 개발도상국의 산업화된 지역에서도 이런 문제가 적용된다는 것을 알고 있다.

지식의 확대와 기술적 발전, 새로운 작업조직 방법의 도입으로 인해, 최근에는 작업과 관련된 유해요인이 크게 변화하였다. 여러 산업에서 기계화, 산업위생안전활동, 자동화의 결과로 노동자의 건강을 위협하는 직업적 유해요인이 급속하게 줄어들었다.

급성 직업병이 눈에 띄게 감소하고 있다는 것을 분명히 알 수 있다. 예를 들어 한 직업병 전문 병원에서 1946~47년에는 급성 납중독 환자를 평균 6일에 한 명씩 치료하였으나, 그 당시에 비해 병원의 산업활동 영역이 거의 두 배로 증가하였음에도 불구하고 지난 10년 동안 연선통(lead colic) 환자가 한 명도 없었다(L. 파메기아니, 『개인적인 의견교환』, 1986). 대부분의 선진국 기업의 경우, 유해요인에 대한 직업적 폭로가 허용 수준을 넘지 않는다.

선진국에서는 산업공해가 이처럼 많지 않기 때문에 자동차 매연, 화석연료의 소비로 인한 매연, 담배연기와 같은 환경오염과 실내 공기오염이 상대적으로 건강에 더 큰 영향을 미친다. 노동자가 살고 있는 환경은 이제 그들이 일하는 환경과 크게 다르지 않고, 따라서 환경오염으로 인해 직업적 폭로의 영향이 증폭된다. 교대근무나 야간작업, 통근의 문제와 같은 현재의 작업조직방식으로 인해 작업장에서의 생활과 작업장 밖에서의 생활간의 상호작용이 더 커졌다. 가족의 건강은 노동 환경과 점점 더 밀접하게 관련을 맺게 되었다.

진료를 하는 의사는 그들의 환자를 통해서 노동이 건강에 어떠한 효과를 미치는지 알게 될 것이며, 산업보건에 대해 잘 알고 있어야 해결할 수 있는 문제에 부딪치게 될 것이다. 이런 경험을 통해 작업장에서의 건강 유해요인을 인식하게 되고 이를 관리해야 한다는 것을 파악하게 되면 국가보건예산을 증대시키는 데 도움이 될 것이다.

직업적으로 낮은 수준의 위험요인에 오래 폭로되면, 예를 들어 악성종양이나 유전적인 결함과 같이 일반적인 독성학적 모델과는 다른 종류의 확률적 모델을 가진 역효과를 낳을 수 있다. 산업보건 일꾼은 이제 노동자의 생식 병리학과 고위뇌기능의 조기 둔화, 그리고 작업관련성 질환에서 나타나는 여러 체계와 조직의 미묘한 변화에 주의를 기울이고 있다. 노동계층이 현재 직면하고 있는 질환은 전통적으로 잘 정의되어 있고 법적으로도 직업병으로 규정된 질환에서부터, 역학조사라는 수단을 통해서만 직업적 요소가 규명될 수 있는 다양한 원인의 질환으로 바뀌고 있다(5).

피고용자의 정신 건강을 위협하는 중요한 요인으로 사회경제적 압력, 기술적인 변화에 따른 고용불안, 경기침체, 정신지각적 요구, 직업에 따른 긴장관계, 작업장에서의 의사소통의 결여, 직업적 발전

전망의 부재, 일부 노동조직의 형태, 노동자에 대한 부적절한 정보 등이 있다(6). 사회심리학적 문제가 노동환경에 특화되기는 어렵지만 이런 문제들에 대한 인식은 최근에 크게 증가하였다.

대규모의 산업재해가 발발하고 일부 물질에 장기간 폭로되었을 때 과거에는 예상하지 못했던 발암 효과가 있다는 사실을 알고 난 후에, 대부분의 선진국(유럽경제공동체, 일본, 미국, 소련)에서는 작업장에서 독성물질과 발암성 물질을 제한하거나 금지하는 강력한 규제를 채택하는 입법을 시작하였다. 새로운 화학물질을 도입할 때는 돌연변이 유발력에 관한 단기적인 스크리닝을 반드시 거쳐야 한다. 이런 발전에 따라 산업보건에 관한 훈련을 받지 않은 의사에게 작업 관련성 질환을 파악하는 책임을 맡기기보다는 개별 노동자에게 계획적인 모니터링을 하는 것이 더 중요하게 되었다.

4. 기존 자원

선진국 노동자의 수는 전세계 노동자의 33%에 불과하지만(<표 1> 참조), 이들이 생산하는 가치는 국민총생산으로 측정할 때 개발도상국 노동자들보다 3.5배나 많다(7). 개발도상국 노동자는 선진국 노동자보다 생산가치는 1인당 1/7에 불과하지만 가족규모는 평균 50%나 더 크다. 따라서 이들은 생활을 위해서 효과가 훨씬 낮은 방법으로 노동을 하는 셈이다. 제3세계의 노동자들은 거의 대부분, 국제노동기구의 최소표준에도 미치지 못하는 노동조건에서 일하고 있다.

<표 1> 노동계층과 보건의료인력의 전세계적 분포*

| 국가 | 전체인구 | | 노동인구 | | 보건의료 인력 | | | |
| | | | | | 의사 | | 간호사 | |
	수 ($\times 10^6$)	비율 (%)	수 ($\times 10^6$)	비율 (%)	수 ($\times 10^6$)	비율 (%)	수 ($\times 10^6$)	비율 (%)
개발도상국	3400	75	1240	67	1019	34	2316	36
선진국	1200	25	610	33	3025	66	4185	64
합계	4600	100	1850	100	4044	100	6501	100

* Phoon, W. O 등, 의과대학의 산업보건교육(미간행 보고서, 1986)

보건의료 전문직의 분포는 노동자의 분포와 전혀 다르다. 개발도상국에 사는 사람들은 전세계 인구의 75%이지만 의사는 34%, 간호사는 36%만이 개발도상국에 살고 있다. 그러나 개발도상국 인구의 이환률과 건강상황으로 보아 더 많은 보건의료 인력이 필요하다. 완벽한 자료는 없지만 산업안전보건 전문가의 분포는 보건의료인력의 분포보다 더 나쁜 상황일 것이다. 예를 들어 아프리카에 있는 흑인국가 40개국 중에서 산업위생사가 있는 국가는 7개국뿐이고 인간공학 전문가가 있는 나라는 하나도 없다.

산업보건 요원은 어떤 일을 하여야 하는가? 이 문제에 있어서 연구모임은 무엇보다도 먼저 가용 훈련자원을 고려하고 다음으로 현직훈련(on-the-job-training), 자가훈련(self-training), 원격 교육(distance learning) 등등 여러 가지 방법에 대하여 논의하였다.

의과대학 교육

최근에 세계보건기구에서 전 세계에 있는 1,353개 의과대학 중에서 1,228개 대학을 대상으로, 의과대학생의 산업보건 교육에 대하여 조사하였다(W. O. Phoon 등, 미간행 보고서, 1986). 조사에 응한 대학은 636개 대학이었다. 이 중의 451개 대학에서는 산업보건에 관한 교육을 시행하고 있었으며 410개 대학에서는 산업보건이 필수과목이라고 한다(<표 2> 참조).

산업보건부서가 있다고 알려져 있는 많은 학교에서 응답을 하지 않았기 때문에, 전세계적으로 반 이상의 의과대학에서 산업보건을 가르치고 있다는 것은 확실하다. 이런 학교의 대다수는 최종 시험에 산업보건도 포함되어 있고 많은 학교에서 산업보건을 가르치는 상근 교수요원이 있지만, 산업보건이 한 부서로 독립되어 있는 수는 그리 많지 않다.

　의과대학간 차이의 한 예로서 한 지역안에서도 학부 학생이 산업보건을 배우는 시간이 얼마나 다른가가 <표 3>에 제시되어 있다 (아시아 일부 국가를 예로 들었다). 유럽 지역에서의 차이도 아시아 지역 못지 않아, 학부과정에서 산업보건을 전혀 가르치지 않는 의과대학이 있는가 하면 폴란드에서는 학부 마지막 해에 산업보건의 원칙에 대한 강의와 실습에 114시간을 할애하고 있다. 그뿐 아니라 폴란드의 의과대학생들은 노동환경과 직업적 유해요인의 평가, 노동자들의 외래 치료, 예방의학과 노동에의 적응 문제에 익숙해지기 위해서 산업보건 외래 서비스에 대해서도 60시간의 실습을 거친다.

<표 2> 의과대학에서의 산업보건 교육*

지역	수	산업보건 교육			산업보건 교육하지 않음
		필수과목	선택과목	모름	
아프리카	34	28(82.3)	0	2(5.9)	4(11.8)
아시아	214	156(72.9)	4(1.9)	2(0.9)	52(24.3)
유럽	155	109(70.4)	14(9.0)	0	32(20.6)
라틴아메리카	91	42(50.5)	1(1.1)	2(2.2)	46(50.5)
중동	17	10(58.8)	1(5.9)	0	6(35.3)
북아메리카	112	54(48.2)	15(13.4)	0	43(38.4)
오세아니아	13	11(84.6)	0	0	2(15.4)
합계	636	410(64.5)	35(5.5)	6(0.9)	185(29.1)

* W. O. Phoon 등, 미간행 보고서, 1986

졸업 후 의학교육

　산업의학에 관한 졸업 후 교육에 대한 정보는 그리 많지 않다. 유럽경제공동체에서 회원국간 의사의 자유순환 원칙을 채택한 후 1977년에 수행한 조사가 유일한 정보이다(8). 당시 졸업 후 산업보건 교

<표 3> 의과대학생의 산업보건 교육 프로그램*

국가/영토	교육받는 학생	교육기관	교육시간	산업보건교육교수 (전일제/시간제)	학생수	특징
홍콩	의과대학생 (3학년)	홍콩대학 지역사회의학과	11	2/1	250	
	의과대학생 (2-3학년)	홍콩중화대학 지역사회의학과	10-15	1/2	150	1982년부터 시작 예정
인도네시아	의과대학생	인도네시아 대학 의과대학교수	28	2/-	150	
한국	의과대학생	가톨릭의과대학	12	3/2	100	
말레이시아	의과대학생	말레이시아대학 의과대학 교수	4	1/1	120	
필리핀	의과대학생 (2/3학년)	공중보건연구소 필리핀대학 성토마스대학 동부대학 극동대학 마닐라중앙대학 파티마의과대학 종신구제의과대학	3-30시 간 범위	1-6/1-7	각 학교마다 1년에 약 100명에서 350명	대부분의 교육과정에 동부에 있는 공장 방문이 포함되어 있다.

국가/영토	교육받는 학생	교육기관	교육시간	산업보건교육교수 (전일제/시간제)	학생수	특징
		에밀리에아퀴나이데 대학 의과대학 남서대학 서 비사얀주립대학 닥터세뷰의과대학 길라스의과대학				
싱가포르	의과대학생 (4학년)	국립싱가포르대학 사회의학 및 공중보 건과	24	5/1	175-200	2개 공장 방문
스리랑카	의과대학생	콜롬보대학, Jaffna, Peradeniya and Ruhuna	4-10	1/4	각 교수당 75-150	
태국	산업위생사 (산업위생 이학 석사)	마히돌대학 공중보건담당교수 공중보건부	576(2년) 30	8/10	8	9학점
	의과대학생	산업보건국		4/1	31	

* W. O. Phoon 등, 미간행 자료, 1986

육은 벨기에, 프랑스, 이탈리아, 서독, 영국에서 시행되고 있었다. 영국에서는 졸업 후 교육을 제공하는 학교는 5개 대학뿐이었고 교육의 양도 제한되어 있었다. 영국의 경우, 1978년 산업의학분과(Faculty of Occupational Medicine)가 영국내과학회(Royal College of Physicians) 안에 설립되었고, 산업의학에 관한 졸업 후 교육이 시행됨에 따라 신임과 공식적인 자격부여도 이루어질 전망이다. 그러나 현재 영국에서는 산업의학 진료의가 적절한 훈련이나 자격을 갖출 것을 요구하지는 않는다.

또한 일본(T. 오쿠보, 미간행 보고서, 1986)과 핀란드(9)에서도 졸업 후 교육을 시행하고 있다고 알려져 있다. 1984년 멕시코에서 열린 보건의료 서비스에서의 산업의학에 관한 세미나에서 제시된 조사에 의하면 라틴아메리카의 12개국 중에서 전문대학 수준에서 산업의학에 관한 인력교육이 있는 나라가 10개국이나 되며, 학부과정에서 교육을 하는 나라는 6개국이고 전문적인 교육(specialized level)이 7개국, 석사과정이 3개국이라고 한다. 8개국에서는 국립대학에서 이런 교육을 하고 5개국에서는 사립대학이, 3개국에서는 주립전문대학이, 2개국이 민간전문대학에서 산업의학 교육을 제공한다. 5개국에서는 외국에서 이 분야에 관해 연구할 수 있도록 지원하고 있다.

산업간호

산업간호사의 교육에 관한 국제적인 표준은 없다. 국제산업보건학회(International Commission on Occupational Health)의 산업간호위원회(Committee on Occupational Nursing)에서는 현재, 산업보건 분야에서 진료하고자 하는 간호사들을 위한 기본 오리엔테이션 교육을 위한 강의개요를 만드는 것에 우선순위를 두고 있다. 1977년부터 미국에서, 그리고 그 후에 캐나다 앨버타주에서 산업간호와 관련된 질을 보장하기 위한 표준이 만들어졌다. 그러나 대부분의 국가에서는 산업보건간호가 전문직으로 인식되지 못하고 있다. 산업보건간호사를 교육하는 국가 중에서도 적정한 인력을 효율적으로 배출하고 있는 나라는 극히 적다.

미국에서는 13개주에서 석사과정의 교육 프로그램이 있으며, 모두 16개의 프로그램이 있다. 이 중에서 미국의 국립산업안전보건연구원에서 후원하는 것이 9개, 간호대에서 조직한 것이 7개 프로그램이다. 영국에서는 간호학회(Royal College of Nursing)의 산업간호사자격(Occupational Health Nursing Certificate)을 받으려면 학문적으로 상당한 수준에 있어야 한다(10). 영국에서 산업보건 업무에 참여한 9천에서 1만 명 정도의 훈련받은 간호사 중에서 26%는 자격증을 갖고 있고 23%는 단기 교육을 받았다. 산업간호사자격인정체계(Occupational Health Practice Nurse Award Scheme)에는 산업간호의 실제에 관한 6주간의 교육이 포함되어 있다(제10장 제4절을 보시오). 나이지리아에서도 영국간호학회의 지도 아래 동일한 산업간호사자격인정체계이 시행되었다. 뉴질랜드에서는 몇 가지 기본 교육 이후의 추가 교육이 제공되고 있으며, 그 범위는 산업간호전문학위(Advanced Diploma of Nursing)에 대한 240시간의 교육을 이수해야 하는 산업간호사자격(1년간 상근)에서부터 이틀간 교육받는 산업간호 오리엔테이션 과정까지 다양하다. 원격 교육 프로그램도 시작되었다. 헬싱키에 있는 산업보건연구소에서는 1~4주간의 산업보건간호 교육과정과 산업간호와 관련된 몇 가지 교육과정을 개설하고 있다. 오스트레일리아에서 현재 병원에 기반한 3년간의 실습과 교육이 표준적인 형태의 일반간호사 교육이다. 그러나 1983년에 산업보건간호에 관한 공인된 자격을 갖추고 산업보건간호를 담당하고 있는 간호사는 5%에 불과하였다(11).

산업위생에 관한 교육

산업위생에 관한 교육·훈련 자원은 산업의학에서보다 더 다양하다. 프랑스에서는 위생이 산업보건의의 여러 활동 분야 중에 중요한 부분이라고 간주되기 때문에 산업위생사라는 전문직은 존재하지 않는다. 산업보건의는 직업적 유해요인을 발견할 수 있으며, 법적으로 그들의 업무 시간 중 1/3을 작업장을 방문하는 데 사용하여야 한다.

스칸디나비아 국가와 영국, 서독, 이탈리아에서는 산업위생사의 교육과정이 개설되어 있거나 현재 개발하고 있는 중이다. 가장 훌륭한 교육시설을 갖추고 있는 나라는 미국이다. 연방의 지원(2) 덕분에, 국립산업안전보건연구원의 14개 교육연구소[1])에 새로운 산업위생 프로그램이 있고 국립산업안전보건연구원에서 후원하는 독립된 프로그램도 15개 이상이나 있다. 1985년, 이런 교육 프로그램을 이수하여 자격을 얻은 위생사는 270명에 달하였다. 해마다 열리는 미국산업위생협회(American Industrial Hygiene Conference)에서 5천 여 명의 전문가들이 정보를 교환하고 있다. 미국에서는 자격을 갖춘 산업위생사들이 3,200명 이상이나 있다.

이와는 대조적으로, 공과대학에서 공부하는 학부 학생들은 환경보건이나 산업보건 문제의 특징과 복잡성을 이해할 수 있는 기본 개념에 대한 교육을 전혀 받지 못하거나 기술적인 정보를 약간 교육받을 뿐이다. 1970년대 말, 브라질과 콜롬비아, 필리핀에서 공과대학의 학부학생들에게 생물학적 문제와 환경 문제에 관한 교육하려는 시도가 있었다. 그러나 이외에 전세계 어느 곳에서도 산업위생에 관한 교육을 하는 나라는 별로 없다.

---

1) 국립산업안전보건연구원: 미국 보건부(Department of Health and Human Services), 공중보건국, 질병관리센터, 국립산업안전보건연구원, 인력교육개발부, 1986-87, 교육과정표.

일차보건의료 일꾼의 교육

작업장에서의 보건과 안전을 보장하려면 전통적으로 법을 제정하고 작업장에서 표준적인 안전보건 조치를 준수하는지 확인하기 위해 작업장을 감시하는 것이 주된 일이었다. 산업혁명 이래로 이런 방법을 사용하여 많은 직업적 유해요인을 효과적으로 관리해온 것은 의심할 여지 없는 사실이지만, 최근 수십 년 동안 개발도상국에서는 다음과 같은 몇 가지 이유로 인해 이 방법이 그리 효과를 발휘하지 못하고 있다.

① 민간기업체계가 발전함에 따라 중소규모 작업장의 수가 매우 많아졌다. 생산이 노동자의 집에서 이루어지는 경우도 많다. 이런 소규모 단위에서는 생산과정에서 유해 분진, 화학물질, 소음, 열자극과 같은 심각한 건강 유해요인이 많이 발생한다. 이런 작업장은 그 수가 무척 많고 여러 곳에 분포되어 있기 때문에 이를 감시하는 것은 실제적으로 불가능하다.

② 새로운 농업기술이 도입된 이후로 농업노동과 관련된 부문에서는 감시체계와 같은 방법을 쓸 수가 없다. 농업노동자의 건강을 보호하기 위해 다른 체계를 개발할 필요가 생겼다.

③ 다양한 원인으로 인한 산업보건문제가 형태와 규모면에서 점점 더 커져가고 있다. 최근의 세계보건기구 연구모임에 따르면, 여러 가지 위험요인(그 중의 하나가 노동환경이다)에 폭로된 결과 작업관련성 질환이 발생할 수 있다고 한다. 만성폐쇄성 폐질환은 주로 흡연으로 인해 발생하지만 작업장의 자극적인 가스나 분진으로 더 악화될 수 있다는 것을 사례로 들 수 있다. 요통의 위험요인은 류마티스성 질환, 척추측곡, 작업시 부적절한 자세 등등이다.

이런 이유로 최근 몇 년 동안 다양한 '취약' 노동계층의 건강을 담당하는 '일차보건의료' 산업보건일꾼이 급히 필요하다는 인식이 생겨났다. 소기업이나 농장에서 일하는 반숙련 보건일꾼이나 대기업에서 일하는 전문 산업보건의들에게 직업병의 발견과 관리뿐 아니라 작업관련성 질환과 작업장의 건강증진까지도 교육의 내용으로 포함시켜야 한다. 일부 국가에서는 세계보건기구와 협력하에 일차보건의료 일꾼에게 산업보건에 관한 훈련을 제공하고 그들을 작업장에 도입하는 것이 가능한가에 대해 연구를 하고 있다.

5. 교육과 훈련의 목표

의학교육

의과대학생

산업보건에 관한 국제노동기구/세계보건기구 합동위원회(1)에서는 산업보건에 관한 의과대학 교육을 통해 의대생들은 다음과 같은 것을 할 수 있어야 한다고 기술하였다.

- 건강과 노동과의 관련성을 인식한다.
- 노동이 신체적·정신적 건강에 미치는 영향을 측정한다.
- 산업에서의 위생의 개념을 이해한다.
- 자신들이 일하는 국가에서 가장 중요한 산업보건 문제를 숙지한다
- 국가의 주요 산업을 열거한다.
- 적절한 검사, 진단, 치료계획을 수행하고 예방조치를 취한다.

의과대학생의 대다수는 진료를 하게 될 것이므로 산업보건과 관련된 학부교육의 첫 번째 목표는 문진과정에서 현재와 과거의 직업에 대한 질문을 하도록 하는 것이어야 할 것이다. 물론 일반의가 모든 산업에 대해 상세한 지식을 갖고 있기는 어렵지만, 의사가 환자

의 삶의 절반 이상을 차지하는 노동에 주의를 기울이지 않는다면 직업과 노동환경이 환자의 건강과 생활에 미치는 영향을 파악할 수 없을 것이다. 이상적인 것은 학부교육에서 국가의 주요 산업과 경제활동에 대한 기본 지식을 가르칠 뿐 아니라 작업장을 방문하여 관리자와 노동자 대표와의 회합도 갖도록 하는 것이다.

의과대학에서 산업보건을 교육하고 있는 나라는 많지만 나라마다 그 내용이 상당히 다른데, 그 이유는 아마도 지역의 필요와 학문적 전통이 다르기 때문일 것이다. 산업보건교육을 할 때, 임상을 주로 강조할 수도 있고 또는 환경이나 법적인 문제를 강조할 수도 있다. 그리고 원칙에 입각하여 가르칠 수도 있고 문제에 의거한 해결방안을 교육할 수도 있다. 보통 국가의 상황에 따라 교과과정이 달라지며 이 책 제10장에 교육내용의 사례를 제시하여 놓았다.

아직도 직업병이 존재하며 작업관련성 질환은 어디에나 존재하기 때문에 의과대학생을 대상으로 하는 산업의학교육에서는 임상적인 내용이 중요한 부분을 차지한다. 일반의가 환자를 평가하고 환자가 얼마나 노동할 수 있는가를 측정하게 되면 그는 산업의학적 진료를 하는 것이다. 의과대학생이 예방적 진료보다는 임상과목과 임상진료에 더 매료되는 경향이 있으므로, 산업의학이 환경의학의 한 부문이 아니라, 적어도 부분적으로는 임상적인 실체가 있는 것으로 가르치는 것이 교육의 효과면에서 더 좋을 것이다.

학생들은 산업보건에 관한 교육을 받기 전에 적절한 기본교육을 받아야 한다. 특히 직업성 암이나 작업관련성 질환의 문제와 같은 복잡한 주제는 임상경험을 하기 전에는 가르칠 수 없다. 사회심리적 문제와 사회적 발전을 이해하기 위해서도 사전 교육이 필요하다. 따라서 산업의학은 학생들이 임상의학에 대한 교육을 충분히 받은 후에 가르치도록 권고하고 있다. 산업의학은 최종 시험에 반드시 포함되어야 할 것이다.

의사를 대상으로 하는 졸업 후 교육

산업의학을 선택한 의사는 모두 전문적인 자격이나 신임을 제공하는 공식적인 산업의학 교육을 받아야 한다. 최소한의 기초자격 이외에도 산업보건의로서의 실제적인 경험이 반드시 필요하다.

1981년 산업보건에 관한 국제노동기구/세계보건기구 합동위원회(1)에서는 졸업 후 의학교육의 목표를 깊이있게 논의하였다. 당시의 보고서에서는 건강과 노동의 미묘한 상호작용을 연구하기 위해서는 역학과 기본적인 분석통계방법에 대한 교육이 필수적이라고 정확하게 지적하고 있다. 산업보건의사의 전문교육에서 중요하게 연구해야 할 분야는 다음과 같다. 작업관련성 질환, 직업성 암, 인간공학, 사회심리적 문제, 생식 보건, 재활, 윤리, 작업장에서의 건강증진 등이 그것이다.

뿐만 아니라 우리 연구모임은 산업보건의사에게 있어서 자료처리와 계산이 유용하다는 점에 비추어 1981년 합동위원회의 권고안을 재차 강조한다. 역학조사에 있어서 컴퓨터는 매우 유용하며 산업보건서비스의 행정적 책임을 수행하는 데도 필요하다.

산업보건 간호사 교육

산업보건 간호사는 산업보건에 있어서 핵심 요인이 되고 있고, 이제는 여러 작업장에서 간호사 혼자서 산업보건 서비스의 책임을 감당하고 있다. 그뿐 아니라 산업보건 간호는 더 이상 일부국가에서만 시행되고 있지 않다. 국제 협력과 교환의 결과 개발도상국에서도 이미 산업보건 간호사가 활동하고 있다.

간호사 교육

간호사 교육에서는 다음과 같은 산업보건의 기본 개념을 가르쳐야 한다.

- 건강과 노동의 상호관련성
- 산업재해와 작업관련성 질환
- 산업안전과 위생
- 역학

기본교육에서는 지역이나 국가적 필요와 관련된 산업보건에 관한 다른 주제들(예를 들어 인간공학)도 가르쳐야 한다. 간호사는 보건의료 필요성과 노동계층의 요구 사이에서 우선순위를 판단할 수 있어야 한다. 일차보건의료체계내에서 간호사 기본교육에 들어있는 산업보건에 관한 내용을 특별히 강조할 필요가 있다.

전문 간호사

1981년 산업보건에 관한 국제노동기구/세계보건기구 합동위원회(1)는 산업보건 간호사의 전문교육에 포함되어야 할 바람직한 목표를 제시하였다. 이 목표는 건강에 대한 지도와 재활, 보건교육과 상담, 치료, 협력, 환경관리와 사고예방, 산업보건부서의 행정과 같은 여러 가지 소제목으로 나누어져 있으며 각 소제목 아래 세부적인 목표가 기술되어 있다.

1986년 세계보건기구의 산업간호의 기획자문회의에서 산업간호의 전문적 교육에 관한 권고안을 만들었다. 전문 교육은 기본 간호교육보다 높은 수준에서 이루어질 것이고 다음과 같은 주제들을 더 포함하여야 할 것이다.

① 노동환경과 그 평가. 예를 들어 소음과 열자극의 측정

② 노동자와 안전교육
③ 산업보건 서비스 행정. 예를 들어 주기적인 건강검진, 기록보
　관, 건강증진활동의 조직

간호사의 졸업 후 교육

산업보건간호에 대한 교육을 받은 간호사는 산업보건간호의 전문분야에서 더 높은 자격을 갖추도록 권고된다. 이것은 산업보건간호를 가르치려는 간호사에게는 특히 중요하다.

산업위생 교육

산업위생학자는 건강손상이나 다른 역효과를 일으킬 수 있는 노동환경에서 유해요인을 규명·평가·관리하는 특별교육을 받은 과학자로 정의할 수 있다. 그들은 다른 보건의료인력과 협력하여 직업적 유해요인이 건강에 영향을 미치는 정도를 평가하기 위하여 역학적 방법에 대한 추가교육을 받을 수 있다.

위생사는 분진 표본조사와 같은 산업위생의 특정 측면에 능숙한 산업위생기사(occupational hygiene technician)의 지원을 받을 수 있다.

산업안전보건인력은 과학기술의 혁신적인 발전으로 탄생한 '여러 부문에 걸친 전문가(professional hybrids)'이다. 이들은 과학자로서의 탐구심과 기술자로서의 문제해결능력을 동시에 가지고 있어야 하며, 실제로 텍사스 대학의 보건과학센터에서는 학부과정에서 산업안전보건인력을 양성하고 있다. 이와 같은 다부문이 인정하는 자격은 산업보건의 개념을 보다 더 확장하는 일차예방에서 중요하다. 중간급 기사가 없다면 여러 전문가가 참여해야 해결될 과제를 수행할 수 있는 중간급의 기사가 필요한 곳에서는, 그리고 산업위생 공학이 필요

한 만큼 발전하지 못한 나라에서는 이와 같은 여러 부문에 걸친 자격이 중요할 것이다.

산업위생이라는 전문분야는 발전될 것이며 공정 등과 같은 산업과정의 변화에 따라 변화할 것이다. 교육 프로그램도 이런 발전에 맞추어 변화될 필요가 있으며 이 장 나머지 부분에서는 이런 측면에 초점을 맞출 것이다.

산업위생 교육은 현재의 지식이 적용될 조건과 상황에 맞는 내용으로 이루어져야 하며, 이것은 중요하다. 세계의 어느 지역에서는 연기, 실리카 분진, 강도 높은 소음과 같은 화학적·물리적 인자와 박테리아와 곰팡이와 같은 생물학적 인자와 관련된 심각한 유해요인이 있다. 이런 유해요인의 측정과 관리는 산업위생에서 중요한 목표가 되어야 하며, 이런 상태에서 일을 할 산업위생사를 교육할 때도 이를 강조하여야 할 것이다. 보다 명백한 유해요인이 통제됨에 따라 노동환경을 측정하고 관리하는 방법도 안락하고 질높은 생활을 보장하는 것으로 점차 바뀌어가게 될 것이다.

노동환경은 계속 변하고 있다. 새로운 과정과 장비가 도입됨에 따라 전통적인 직업적 유해요인은 줄어들거나 없어진 반면, 산업위생사가 다루어보지 않은 성질이 다른 새로운 유해요인이 생겨나고 있다. 따라서 산업위생사 교육에서 이러한 점을 감안하여야 할 것이다.

직업적 유해요인의 성질이 변함에 따라 교육내용도 변해야 하지만, 작업장 환경요인의 수준을 낮추는 관리조치가 시행되면 유해요인의 평가와 관련된 변화도 일어나야 한다. 이는 특히 대기오염물질의 평가에 적용되는 것이다. 오염도가 '안전'과 '불안전' 사이의 경제선까지 줄어들게 되면 평가방법의 민감도와 신뢰도가 높아야 한다. 이 경우, 과소평가를 하게 되면 노동자의 건강이 위험해질 것이고 과대평가를 하게 되면 불필요한 관리비용을 지출하게 될 것이다.

발암 물질과 알레르기 유발 물질과 같이 아주 낮은 농도라도 장기간 폭로되면 건강에 영향을 미칠 수 있는 환경내의 화학물질을 측정하는 것은 매우 중요한 문제이다. 일부 화학물질의 경우, 흔히 사용하는 분석방법에 의해서 측정가능한 농도가 건강에 유해하다고 알려진 농도보다 더 높다.

이런 문제들은, 낮은 농도에서도 유해한 물질의 리스트에 새로운 화학물질이 계속 추가됨에 따라 더 시급한 문제가 되었다. 교육을 통해 이런 복잡한 평가를 수행할 수 있는 전문직을 길러내야 한다. 위생사를 위한 보수교육 프로그램에서도 이런 교육을 제공하여야 할 것이다.

특정한 화학적·물리적·생리학적 인자를 통제할 수 있게 되고 새로운 기술이 도입됨에 따라, 인간공학적 요소가 점차 중요해지게 되었다. 인간공학적 문제는 이미 여러 산업위생사의 일상적인 활동에서 중요하게 부각되어, 전통적인 산업위생 문제보다 중요해지고 있다. 따라서 이와 같은 역할의 변화에 따라 교육 프로그램도 바뀌어야 할 것이다(12).

산업위생사는 작업에서의 유해요인과 스트레스를 평가하고 통제하는 다부문 공동접근방법을 적극적으로 증진하여야 한다. 이를 위해서 산업위생사는 역학의 기본 원칙에 관한 교육을 받아야 한다. 이외에도 작업에서의 사회심리적 요인과 산업안전(사고예방과 분석), 환경보건(대기 및 수질오염), 폐기물 관리(음용수 공급과 기본 위생), 기타 공중보건 측면(전염성 질환의 예방, 예방접종사업, 영양)과 같은 관련 분야에 대한 지식도 갖출 필요가 있다. 산업위생사는 포괄적인 '위험 관리' 방법을 강조하고 확대하여야 한다.

학부과정의 산업위생 교육

일부 국가에서는 학부과정에서 산업위생을 가르치고 있다. 이렇게 하면 이학이나 공학 학부를 마친 졸업생들을 대상으로 하는 단기간의 졸업 후 교육에서보다 산업위생에 대해 더 집중적으로 가르칠 수 있다. 그러나 이 경우 기본적인 과학 교육에 소홀해질 수도 있다. 아직까지는 산업위생 전공 졸업생들이 그리 많지 않아 학부과정 교육의 효과를 평가하기 어렵다.

산업위생사 중에서 산업위생기사와 같은 정도의 직무훈련과 단기과정만을 거친 사람도 있다. 위생사 교육이 다양한 작업장에서 일하는 사람에게 필요한 폭넓은 교육을 제공하고 있는지는 심히 의심스럽다.

산업위생사의 졸업 후 교육

가장 일반적인 산업위생사 교육 방법은 학부과정 졸업생을 대상으로 교육하는 것이다. 산업위생사가 되려면 학부에서 화학, 공학, 물리학, 생물학 등을 전공하는 것이 가장 바람직하다. 산업위생에 관한 석사나 박사학위 과정이 개설될 수 있는데, 석사학위는 현장에서 일을 하려는 사람에게 적합하고 박사학위는 학자나 연구자가 되려는 사람에게 적합하다. 박사학위와 같은 높은 수준의 교육과정을 개설하려면 자국내에 산업위생이나 관련 분야의 프로그램을 개발하는 연구소나 대학이 있어야 가능할 것이다. 이런 프로그램이 개설되면 산업위생에 관한 지식 수준을 올릴 수 있을 뿐 아니라 개발도상국의 편익을 위하여 산업위생에 관한 교육자를 배출할 수 있으므로 프로그램의 개설을 장려할 필요가 있다.

일차보건의료 일꾼

산업보건안전 분야에서 일차보건의료를 제공하는 사람을 교육해야 하는 것처럼 일반 노동자들도 반드시 교육해야 하고, 이는 무척 중요한 일이다. 노동자들에게는 산업위생에 관한 일반교육을 제공하여야 하며 일차보건의료 일꾼을 대상으로 하는 특별 교육과정을 개설하여야 한다. 이 때 교육의 주요 목표를 노동조건과 작업장 환경이 개인적인 건강에 중요한 영향을 미친다는 사실과 개인의 건강이 노동능력에 영향을 미친다는 사실을 이해하는 것으로 잡아야 한다.

노동자에게 이런 인식을 심어주기 위해서는 직업교육기관의 교과과정에 작업장의 안전과 보건에 관한 과목이 포함되어 있거나 일반 교육체계에서 이런 것을 가르쳐야 한다.

일차보건의료 일꾼을 대상으로 하는 교육훈련의 목표는 보다 구체적이어야 한다. 일차보건의료 일꾼은 세 종류로 나눌 수 있다. 작업장에 있는 일꾼(노동자거나 지역주민이거나 관계없다)과 지역보건소에 있는 보건의료 인력, 노동자 대표가 그들이다. 교육·훈련의 필요성과 목표는 이 세 집단 모두 비슷하지만 교육에서 강조해야 할 사항은 보건의료를 제공할 시간과 도달해야 할 교육수준, 지역에서 이용가능한 지원시설, 국가적 필요성에 따라 달라진다.

특정 주제나 기술에 대한 단기적인 초급 교육과 일차보건의료의 폭넓은 진료를 위한 기반을 제공하기 위하여 몇 개월에 걸친 기본 교육이 모두 다 필요하다는 점이 인식되어야 한다.

일차보건의료 일꾼은 노동과 건강간의 긍정적·부정적 상호작용을 모두 이해한 상태에서 기본 교육을 받아야 한다. 특정한 개인에게 있어서는 기본 교육의 목표가 작업장이나 보건소에서의 필요와 의사, 간호사, 위생사의 존재 여부에 따라, 그리고 필요한 다른 자원(예를 들어 분석 서비스)에 따라 정해질 것은 분명하다. 교육 프로그램의 적합성을 보장하기 위해 기획단계에서 작업장의 경제적 환경도 고려하여야 한다.

이런 제한점을 염두에 두고 연구모임은 기본 교육기간을 마친 후 일차보건의료 일꾼은 다음과 같은 일을 할 수 있어야 한다고 결론지었다.

① 건강과 안전의 잠재적인 위험요인을 규명하기 위하여 직접적
   인 판독 기구와 같은 적절한 방법을 이용하여 작업장을 주기적
   으로 조사한다.
② 노동자의 일반적인 건강 문제와 업무와 건강과의 관련성을 인
   식한다.
③ 적절한 건강증진 사업을 시행한다.
④ 가장 가까운 보건의료 기관에 질병과 상해 환자를 의뢰한다.
⑤ 교육에서 얻은 지식과 경험을 다른 보건의료 일꾼들에게 전한
   다.
⑥ 생물학적 표본과 환경 표본을 수집하여 적절한 실험실로 보낸
   다(이것은 교육의 질과 이용가능한 기술지원의 수준에 따라 달
   라진다).
⑦ 개별 노동자와 노동자 집단의 조사에 관한 간단한 건강기록부
   를 보관한다.

지역주민 중에서 선발된 일꾼이건 지역보건의료체계에 속한 일꾼
이건 일차보건의료 일꾼에게는 자신들이 일해야 할 작업장이나 직업
의 형태에 따라 추가적인 교육 목표가 있다. 따라서 일차보건의료
일꾼들은 다음과 같은 일도 수행할 수 있어야 한다.

① 작업장이 노동자와 지역사회에 어떤 방식으로 유해한 영향을
   미칠 수 있는지 이해한다.
② 그들이 일하고 있는 지역사회에 작업과 관련된 주된 보건문제
   가 무엇인지 파악한다(예를 들어 살충제 중독의 증상이나 징후).
③ 응급환자, 대규모 사고, 염소 중독으로 인한 질식과 같은 사고

에 적절히 대응한다.

④ 그들이 일하고 있는 지역사회와 작업장의 지도를 그려보고 거기서 수행되고 있는 여러 가지 노동 활동을 표시한다.

⑤ 공장조사, 고용 전에 그리고 고용된 후 주기적인 신체검진을 수행한다(물론 교육 프로그램의 질에 따라 달라진다).

1981년 산업보건에 관한 국제노동기구/세계보건기구 합동위원회(1)의 보고서에서 교육·훈련 프로그램의 방법에 대해서는 다루었다. 그러나 훈련받는 집단의 필요성에 따라 산업보건정보를 교육하고 전달하는 방법을 달리할 필요가 있다. 교육을 시행하면서 피훈련자 자신의 경험을 적절히 고려하고, 노동자에게 영향을 미치는 다양한 건강 문제를 밝혀내고 그 중에서 우선적으로 취급해야 할 문제를 선택하는 적절한 기준을 이용하는 문제에 대해 고려하여야 한다.

일차보건의료 일꾼들은 작업장에 대한 일부 기본적인 정보는 작업장 감독에게서 얻을 수 있지만, 자격있는 산업보건 인력에게 배워야 할 정보도 있다. 보수교육이 필요하다는 점은 반드시 인식되어야 한다.

기타 전문직과 기술직

1981년 국제노동기구/세계보건기구 합동위원회(1) 보고서에서는 103∼113면에서 언급한 형태의 인력 이외에도 다음과 같은 사람들에게 산업보건에 관한 특별 업무를 위한 교육이 필요하다고 지적하였다.

① 행정가

② 관리자
③ 건축가와 설계사
④ 화학자와 공학자
⑤ 산업보건안전기사

산업보건안전기사는 기술훈련을 받았으나 학위를 받지는 않은 사람을 말한다. 1981년 국제노동기구/세계보건기구 합동위원회에 의하면 실제로 산업보건안전 조치는 이 집단의 사람들에 의해 결정되며, 이들은 전문직보다 상대적으로 활동 범위는 더 좁지만 기술적으로는 더 전문적이라고 한다. 그들의 교육은 주로 '현직' 훈련이지만 전문교육과정을 이수한 사람도 많다.

우리 연구모임도 산업보건안전기사의 역할에 대한 이와 같은 견해에 동의한다. 그들은 교육과 훈련을 통해 다음과 같은 일을 할 수 있어야 한다.

① 건강 유해요인을 통제하는 방법을 설계하여 적용한다.
② 사고예방법과 인간공학적 방법을 적용한다.
③ 건강과 안전, 인간공학적 측면을 고려하여 공장 배치도와 건물과 기계 설계의 원칙을 적용한다.
④ 특히 환경적 스트레스와 사고에 대한 기록을 분석하고 보관한다.
⑤ 사고의 원인을 찾아내고 예방하는 데 역학적 방법을 이용한다.
⑥ 산업보건, 안전, 인간공학 분야의 팀작업에 참여하고 협력한다.
⑦ 건강과 안전에 관한 규칙과 규제를 적용한다.
⑧ 산업보건팀의 다른 구성원과 효과적으로 협력한다.
⑨ 노동자와 감독자를 대상으로 하는 산업보건안전 교육·훈련을 보조한다.

작업장에서 화학자를 비롯한 과학자와 공학자는 잠재적으로 위험한 물질이나 유해한 장비를 다루는 사람들이다. 따라서 그들의 교육과정에 중요한 산업보건안전 요소가 포함되어야 할 것이다.

건축가와 설계사들은 단순히 노동자들이 작업장에서 일하는 방식을 이해하는 것만으로는 부족하다. 노동환경에 대한 연구와 그들의 기본적인 직업 훈련과 통합할 필요가 있다.

큰 회사나 작은 회사나 관계없이 모든 회사에서 관리자는 잠재적인 산업보건안전문제를 잘 알고 있어야 한다. 그들은 관련법과 안전기준을 알고 있어야 하며 산업보건안전위원회에서 적극적인 역할을 하여야 한다. 일부 관리자들은 관심, 경험, 실무를 통해 지식을 배우겠지만 노동자 대표와 함께 특별 교육과정을 이수하는 것도 좋은 방법이다.

산업보건안전에 관한 법의 집행에 참여하는 사람(예를 들어 공장검열관, 사회보장 책임자 등등)들도 특별교육을 받을 필요가 있다. 이런 교육은 '직무' 교육의 형태로 이루어지는 경우도 있지만 기술적 발전에 따라 특별 과정이 개설될 필요가 있다. 의사결정과 행정을 담당하는 사람들(법률가, 정책결정자 등)은 전국적·지역적인 산업보건안전의 필요성을 결정하는 데 중심적인 역할을 한다. 따라서 이들은 국가나 지역의 실제 상황을 잘 알고 있어야 하며 산업보건안전의 상황에 맞게 우선순위를 정할 수 있는 위치에 있어야 한다.

산업보건 연구자와 교육자를 위한 훈련

교육기관의 산업보건부서는 산업보건 연구자가 되려는 사람을 길러내는 역할을 하여야 한다. 교육 내용이 기본적인 수준일 수도 있고 환자진료를 위한 임상 서비스가 포함될 수도 있다. 여러 형태의 산업보건 관련인력의 교육과정에서 연구에 관한 기술과 관심을 개발하도록 장려하여야 한다. 정부기관에서 이런 연구기관을 설립하고 적절한 자금을 제공하도록 강력히 권할 필요가 있다. 세계보건기구에도 개발도상국에서 이런 프로그램 개발을 장려하도록 권고하여야 한다. 좋은 선생이 되려면 좋은 연구자라야 하고, 연구에 관한 훈련이 많아지면 선진국이나 개발도상국에서 산업보건에 대한 지원이 더 커진다는 사실을 간과해서는 안된다.

6. 보수교육

보수교육(continuing education)은 공식적인 교육이 끝난 후에 시작하는 학습 과정이다. 전문직에게 있어서 보수교육은 졸업 후 교육 이후의 교육이 될 것이다. 노동환경 평가기법과 노동환경이 사람에게 미치는 영향을 평가하는 기법이 빠르게 발전하고 산업보건활동의 양상도 변화하고 있으므로, 보수교육은 반드시 필요하다.

산업보건인력은 일차보건의료 일꾼도 포함하여 지식과 기술수준을 유지하기 위하여 재충전 과정을 거쳐야 한다. 이런 훈련에는 단기 교육과정, 세미나, 회의, 워크숍, 임상교육과정 등 여러 형태가 있을 수 있다. 관련 전문가 학회의 활동에 참여하는 것이 도움이 되는 경우가 많다(제7장을 보시오). 이런 인력을 고용하는 정부 기관과 사업체에서 충분한 시간과 자금을 이러한 목적을 위해 투여하도록 강력히 권고해야 한다.

그러나 보수교육의 필요성이 이처럼 큼에도 불구하고 이 분야에 관한 최근의 입법(1973년 12월에 서독에서 제정한 법)을 보면, 간호사나 위생사에 대한 보수교육은 언급이 없고 의사에 대한 교육만 고려하였다(13). 그러나 위생사와 인간공학자들의 전문협회에서 보수교육을 활발하게 벌이고 있으며, 특히 학술회의를 자주 열고 있다. 국제산업보건학회 간호분과에서도 상당히 적극적인 정책을 채택하여(14), 보수교육 프로그램에 가장 적합하다고 생각되는 160개 항목을 선정하였다. 이 항목은 간호사의 추가 교육의 목표와 일치한다. 이외에도 산업보건 간호사가 산업보건 분야에서 일하는 다른 사람들을 위해 개설된 훈련 프로그램에 참여하여도 도움이 될 것이다.

연구모임은 특히 산업위생사에게 보수교육을 제공할 필요성이 있다고 생각하였다. 노동환경도 급격히 변화하고 있을 뿐 아니라 이를 평가하고 관리하는 기법도 계속 변하고 있기 때문이다. 따라서 우리는 주기적으로 자격을 재평가하는 신임체계를 강력히 권고한다. 일부 국가에서는 국가산업위생사협회의 주도 아래 벌써 이런 체계를 갖추고 있다. 교육과 전문직 자격에 대한 승인이라는 방법은 1986년 6월 룩셈부르크에서 열린 국제회의[1]에서 논의되었다. 이 회의는 세계보건기구와 유럽공동체위원회(Commission of European Communities), 미국산업위생사협의회(American Conference of Governmental and Industrial Hygienists(ACGIH))에서 후원하였다.

일차보건의료 일꾼에게도 보수교육은 초급과정이나 기본교육과 같은 형태를 취하게 될 것이다. 즉 필요한 기술을 제공하도록 만들어진 과정에 참여하는 형태가 될 것이다. 전문가들은 학술모임에 참석하게 되면 보수교육의 내용을 채울 수 있는 반면, 일차보건의료 일꾼들은 대부분 이런 기회를 갖기가 어렵다. 따라서 일차보건의료 일꾼을 대상으로 하는 보수교육은 의도적으로 기획할 필요가 있다. 기획을 할 때는 일차보건의료 일꾼을 산업보건 전문가로 활용하고 있는 고용주와 노동자의 기대를 염두에 두어야 할 것이다.

---

1) 산업위생 교육·훈련에 관한 국제 워크숍과 회의(International Workshop and Conference on Education and Training in Occupational Hygiene). 이 회의의 의사록은 미국산업위생사협의회에서 발간할 예정이다.

7. 전문가 단체의 역할

교육·훈련 프로그램을 조직하고 시행하는 데 있어서 전문가 단체는 매우 중요한 역할을 할 수 있다. 이런 조직들이 공식적인 교육 프로그램뿐 아니라 비공식적인 교육 프로그램을 개발하고 자극하는 데 촉매로서의 역할을 한 경우가 무척 많다.

전문가 단체에서 개최한 학술대회, 워크숍, 회의 등은 산업보건인력에게 산업보건 분야에서 최근에 이룩한 진보나 혁신에 대해 알려주는 역할을 하며 이것은 상당히 중요한 역할이다. 이것은 국제적·지역적·국가적 수준에서도 적용되며 전세계 여러 곳에서 다 적용된다.

여러 단체에서 기관지, 소식지, 비디오 프로그램, 정보지를 발간하며, 이들은 산업보건인력의 교육에 큰 도움이 되는 것으로 밝혀졌다. 미국산업위생사협의회(ACGIH)에서 해마다 개정판을 내는 서한치(threshold-limit-value) 목록은 가장 유명한 산업보건 정보의 하나로 산업보건 전문가들은 이를 통해 최신의 정보를 이용할 수 있다.

선진국이나 개발도상국 모두, 전문가 단체에서 여러 범주의 보건의료인력을 대상으로 하는 교육과정을 개설하기도 한다. 예를 들어 필리핀 산업의학협회(Philippine Occupational and Industrial medicine Association)에서는 수년 동안 전국 여러 곳에 교육자 팀을 보내 회원이나 비회원에게 산업의학에 관한 단기 강좌를 제공하고 있다.

여러 전문가 단체에서 산업보건기관을 운영하고 있으며 그 안에서 산업보건인력에게 실무훈련을 제공한다. 예를 들어 대한산업보건협회(Korean Industrial Medical Association)에서는 의사, 위생사와 간호사들이 산업보건교육을 받을 수 있는 시설을 제공한다.

산업보건 분야의 전문가 단체 외의 단체에서도 교육·훈련을 제공할 수 있다는 점을 강조하여야 할 것이다. 예를 들어 공학과 인간공학 분야의 단체에서도 산업보건교육을 개발하는 데 중요한 역할을 하고 있다.

연구의 개발

산업보건에 관한 연구에 매진하는 단체도 있다. 예를 들어 아시아 산업보건협회(Asian Association of Occupaitonal Health) 산하에 연구기술위원회가 있는데, 이 위원회는 회원국의 산업보건 연구를 증진시키는 것을 목표로 하고 있다. 과거 6년 동안 3개의 다국적 연구 프로젝트가 완료되었다. 산업보건 서비스와 교육, 연구의 하부구조에 관한 것과 살충제 생산과 이용의 유해성에 관한 것, 그리고 소기업에 관한 연구 프로젝트였다. 아시아 국가들은 이런 프로젝트를 통하여 연구 프로토콜과 방법, 워크숍을 시행해봄으로써 연구에 관한 훈련을 받게 되었을 것이다. 관련 전문가 단체에도 이와 비슷한 프로그램을 개발하도록 장려하고 있다.

공식적인 교육 프로그램에의 참여

산업보건과정의 교과과정 위원회를 해당 국가의 전문가 단체의 대표로 구성하는 나라가 많다. 이렇게 하면 산업보건 교과과정이 해당 국가에서 필요한 산업보건 실무에 맞게 운영될 수 있기 때문에 바람직하다. 이에 더하여 대학과 다른 교육기관에서 전문가 단체에 다양한 산업보건 과정의 강사를 천거해주도록 문의하는 경우가 많다.

일부 전문가 단체에서는 산업보건에 관한 특정 분야 교육의 완성도를 보증하는 책임을 지기도 한다. 예를 들어 영국과 미국의 산업위생사는 관련 전문가 단체에서 실시하는 시험을 치러 그 시험에 통과되면 그 분야의 전문가로 공식 자격을 부여받는다.

국제산업보건학회의 역할

국제산업보건학회(International Commission on Occupational Health)는 광범위한 산업보건 전문가들을 대표하는 조직이다. 3년마다 열리는 국제 산업보건 회의 외에도 여러 전문분야의 영역을 다루는 분과위원회가 있고, 그 중에는 산업보건 교육과 훈련에 관한 위원회도 있다. 산업보건에 관한 교육과 훈련이라는 주제에 대한 국제회의가 1987년 캐나다의 맥마스터 대학에서 열릴 예정이며, 1989년 핀란드에서 2차 회의가, 1991년 아시아·태평양 지역에서 3차 회의가 열릴 예정이다. 국제산업보건학회에서는 이런 활동과 3년마다 열리는 산업보건 교육·훈련에 관한 회합을 통해 산업보건에 관한 보다 적절한 교육 프로그램이 개발되기를 희망하고 있다.

8. 인력기획

보건의료인력(15)이라는 제목의 세계보건기구 책자에서 제시한 모형을 기초로 우리 연구모임에서는 한 국가의 산업보건안전에 적합한 인력정책을 개발하려면 어떤 단계가 포함되어야 하는지에 관한 작업의 흐름을 그림으로 만들었다(<그림 1> 참조). 아래에 각 단계별 내용이 자세히 기술되어 있다.

① 현재의 인구학적 상황과 보건의료시설

교육·훈련 정책을 기획하기에 앞서 산업보건 서비스를 받을 사람과 그 사람들의 지역적 분포, 관련된 노동자의 형태를 정할 필요가 있다. 특히 잠재적으로 건강에 상당히 유해한 요인에 폭로된 사람들이 누구인지 확실히 해둘 필요가 있다. 광부나 농업노동자와 같이 경제적이고 정치적으로 중요한 노동자 집단도 고려하여야 할 것이다.

이런 인구학적 자료는 국가적·지역적 수준에서 모아져 사용되거나, 수력발전용 댐이나 터널과 같은 새로운 건축물 운영과 농업이나 심해 어업에 종사하는 노동자 집단과 같은 특정 종류의 산업과 연관시켜 정리될 수도 있을 것이다.

이외에도 이용가능한 산업보건시설, 예를 들어 작업장의 보건의료 서비스와 정부 감독관 교육·훈련기구의 수와 질을 알 수 있어야 한

<그림 1> 산업보건안전의 국가적인 필요를 달성하는 데 필요한 인력정책 개발 단계

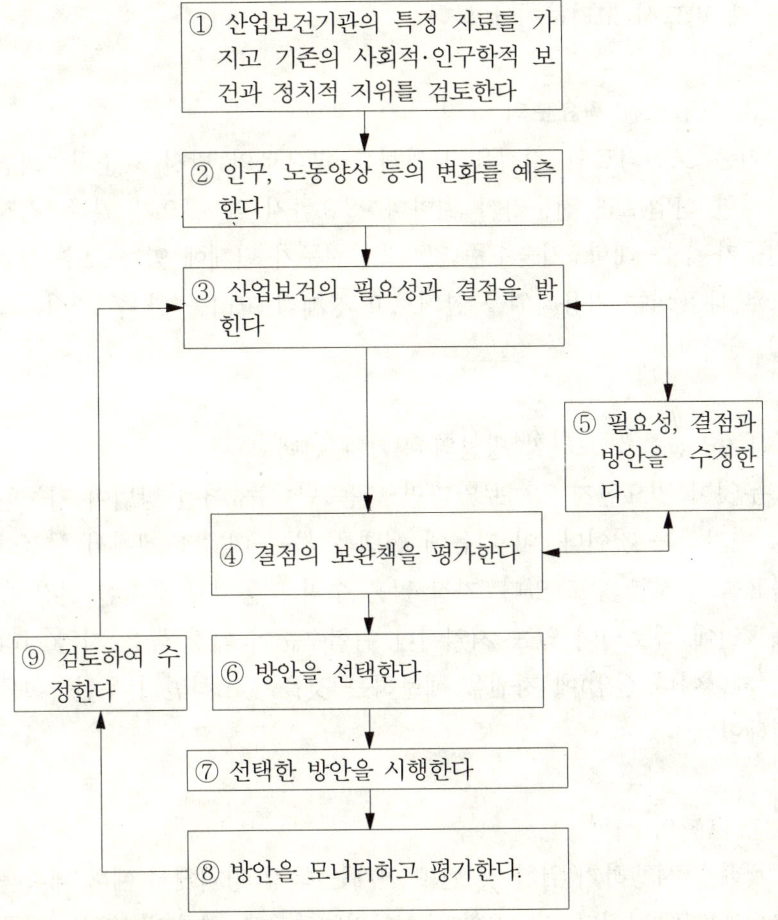

다. 다른 보건의료체계의 자원도 산업보건의료와의 협력수준을 정해 기록해놓아야 한다.

　② 예상되는 인구와 노동 양상의 변화
　주민의 변화를 예측하여 이를 염두에 두고 있어야 한다. 예를 들어 연령과 성별 구조, 이민 노동자, 그리고 특정 산업의 발전과 쇠퇴를 참고하여야 한다. 이런 변화 가능성은 앞으로의 인력자원을 기획할 때 반드시 고려하여야 한다.

③ 산업보건 필요도의 규명

기존 보건의료의 결점을 보완하고 앞으로의 발전을 준비하려면 다양한 산업보건 전문가가 얼마나 필요한지 알 필요가 있다. 적정 전문가 수는 대학, 기술수준 및 기타 전문가 단체에 있는 교수 자원으로 대표되는 가용자원을 살펴보고 경제적 고려를 한 후 조정하게 될 것이다.

④-⑥ 결함을 보완할 방안의 평가와 선택

무엇이 필요한지 알아보았다면 다음 단계는 어떤 방법이 가능한지 평가하는 것이다. 이 다음에 선택을 하는 데 ③단계에서 설정한 목표를 수정할 수도 있다. 가장 많은 수의 노동자가 심각한 건강 유해요인에 폭로되어 있는 지역이나 위험수준이 가장 높은 지역(지리적 지역이나 산업)에 자원을 배분하는 것을 강조하면서 우선순위를 정해야 한다.

⑦ 계획의 시행

계획을 시행하기 위한 첫 번째 단계는 특정 영역에서 예비 계획을 시행해보는 것이다. 그 계획이 실현가능하다고 결론지어지면, 예를 들어 5개년 계획을 시행할 수 있을 것이다. 평가는 예비 단계에서 그리고 5개년 계획이 끝난 후에 다시 하여야 하며, 그 결과 새로운 방안을 선택하거나 계획을 수정하게 될 것이다.

⑧-⑨ 모니터링, 평가와 환류

전체적인 인력기획과정을 지속적으로 모니터링 및 평가하여야 하며, 따라서 결함을 보충하기 위하여 또는 사전에 파악하지 못한 필요를 충족시키기 위해서, 심지어는 정치적인 상황 변화로 인해서도 이를 수정할 수 있다.

교육·훈련 정책

산업보건의료의 국가적·지역적 발전에 필요한 의사, 간호사, 위생사, 농촌의 보조원, 일차보건의료 일꾼(비전문직) 등과 같은 다양한 범주의 인력에게 교육·훈련을 제공하는 프로그램을 기획하여야 한다.

이 때 주요 제한점은 필요한 인력을 교육하고 훈련시키는 데 필요한 자원이 부족하다는 것이다. 개발도상국에서는 자국의 필요에 맞도록 설계된 고유의 훈련 프로그램을 제공하는 것이 궁극적인 목표이다. 한편 개발도상국의 인력은 선진국의 대학에서 훈련받아야 할 것이다. 아니면 선진국의 교수요원이 개발도상국의 교육 프로그램을 운영하는 데 도움을 주는 방식도 있을 것이다. 이런 정책은 세계보건기구와 국제노동기구가 어느 정도의 지원을 하느냐에 따라 달라진다.

산업보건의료를 개발하기 위한 계획이 성공하려면 사회적이고 정치적인 지원이 필요하다. 이것은 정부의 태도에 따라 달라지며, 정부는 고용주와 노동조합의 지원의 영향을 받는다.

기존 프로그램, 교과과정, 교수법의 평가

어떤 교육 프로그램이나 내용, 방법, 기간, 교육자와 피교육자에 대해 지속적으로 평가해야 할 필요가 있다. 교육 과정이 피교육자에게 도움이 되어야 하는 것처럼 그 내용이 피교육자 집단에 적합한 것인지도 평가되어야 한다. 교육 비용도 또 하나의 중요한 문제이다.

교육 프로그램의 질을 측정하는 수행도 지표의 사례로 교육에 대한 요구도, 출석률, 시험 성적, 교육과정 중의 그리고 교육 후의 학생들의 구조와 내용, 교육방법에 대한 의견 등이 있다. 다른 지표로는 고용주의 의견, 교육 후 발전정도, 피훈련자에 대한 산업보건의 영향 등이 있다.

교과를 역동적으로 유지하려면 교사의 자기 평가가 필수적이다. 자기 평가를 통해 교사가 대상과 대상의 변화를 얼마나 잘 인식하고 있는가를 알 수 있다.

교육 책임의 분배

일부 국가에서는 산업보건안전요원의 교육을 위한 법적인 요건이 있고, 이런 책임이 명문화되어 있어 보건당국과 노동당국, 그리고 노동조합이 그 책임을 나누어진다.

교육·훈련 프로그램이 제대로 발전하려면 정부의 전문가 조직이건 민간 조직이건 관계없이 적절한 단체에 책임을 할당하는 것이 중요하다.

9. 교육활동에서의 국제협력

산업보건에 관한 국제적인 교육과정은 개발도상국에 대한 기술지
원활동에서부터 발전되었다. 이는 국제연합개발기금에서 시행한 국
제기술협력 사업과, 처음에는 국제연합체계 자체 기관에 의해 제공
되었으나 후에 상호 및 다국간 협정에 의해 각국 정부에서 시행한
기타 기술협력계획의 형태로 1950년대 후반부터 시작되었다.

최근에는 국제협력이 상당히 증가되었으며 우리 연구모임은 이런
국제협력활동을 더 강력히 지원하여야 한다고 생각한다. 국제교육과
정을 제공하기 위해서 여러 나라의 자원을 모으는 것이 바람직한 곳
에서는 자원의 공동관리를 장려하여야 한다. 또한 산업보건 서비스
에 관한 보수교육을 하기 위해 이용가능한 정보, 출판물, 데이타베이
스, 교육시설을 세우는 활동도 크게 진전되었다.

국제 교육과정은 세계보건기구 산업보건협력센터를 비롯한 여러
국제기구와 잘 알려진 전문기관의 지도 아래 조직되어 다음과 같은
성과를 남겼다.

- 국제적으로 인정된 교육과 보수교육의 필요에 대한 적절한 대
  응책으로 이런 교육이 이루어졌다.
- 전 세계 여러 지역의 참여자들을 대상으로 만들어졌기 때문에
  교육과정이 지역적인 문제에만 한정되지 않았다.

- 교육과정을 통해 교육자간의 의견교환뿐 아니라 서로 다른 경험을 갖고 있는 피교육자간에도 의견을 교환할 기회가 만들어졌다.
- 교육을 통해 국제적인 이해와 협력이 증진되었다.
- 일부 교육과정은 저렴한 비용으로 제공되었다.
- 교육과정은 다양한 수준의 전문가를 모두 포괄하였다. 예를 들어 직업성 유전자독성학, 생물학적 측정, 또는 작업, 작업설계 또는 재설계의 심리적인 평가에서부터 가장 기본적인 필요에 대한 것까지 다양하다.

연구모임은 세계보건기구에서 산업보건에 관한 국제교육사업을 지속적으로 개발하도록 권고하였다.

10. 교육내용의 사례

연구모임은 교육내용에 관한 사례를 제공하는 것이 바람직하다고
판단하였지만, 이것은 단지 사례일뿐이며 지역의 상황에 따라 변형
되어야 한다는 것이 강조한다[1].

일차보건의료 일꾼을 위한 초급 과정

보츠와나에서는 필요하다고 인식되고 정해진 내용에 근거한 현장
교육이 주요 교육 방법이다. 일부 노동자를 선발하여 그들에게 2주
동안 감염성 질환과 농업 노동에서의 건강과 안전, 일반보건교육에
대한 내용을 교육하며, 이들은 6개월에 한 번씩 1주간의 재교육 과
정을 거친다. 그런 다음 이들의 지역보건소나 중앙보건의료 서비스
의 지원을 받으며 자신의 시간 중 1/4를 건강보조 일꾼으로 4천 내
지 5천 명의 노동자를 돌보는 데 소비한다. 이와 같은 혁신적인 프로
그램은 건강보조 일꾼의 교육 전후에 노동자의 건강 수준을 주기적

---

1) 연구모임이 회의를 통해 검토한 기존의 교육과정의 개요를 얻고자 하는 독
   자들은 스위스 제네바에 있는 세계보건기구에 편지를 보내주십시오. 주소
   는 다음과 같습니다. Office of Occupational Health, World Health Orga-
   nization, 1211 Geneva 27, Switzerland

으로 측정하는 방식으로 평가한다.

일차보건의료 일꾼을 위한 기본 과정

칠레에서는 간호조무사들을 대상으로 약 1,500시간의 기본교육 프로그램을 제공한다. 그러나 이들 중 많은 사람들이 노동자들을 돌보고 있지만 산업보건에 관한 공식적인 훈련은 없다. 따라서 적어도 3년 이상 관련 경험을 가진 간호조무사들을 대상으로 하는 산업보건 특별 교육 프로그램을 운영하자는 제안이 있었다. 교육은 10주간에 걸쳐 진행될 것이다. 교육 프로그램은 다음과 같은 10개의 내용으로 나뉘어져 있다.

① 산업보건과 노동의 역사 ························· 5시간
② 산업의학서비스의 조직 ························ 4시간
③ 구급치료와 외상학의 개념에 대한 개요 ············· 6시간
④ 인간공학의 기본 개념 ························ 4시간
⑤ 산업위생과 안전의 원칙 ······················ 20시간
⑥ 전문직과 작업관련성 질환 ···················· 10시간
⑦ 진단보조방법에서의 협력 ····················· 3시간
⑧ 노동의 심리학과 사회학 ····················· 10시간
⑨ 작업장에서의 일차보건의료 ···················· 13시간
⑩ 예방의학의 개념 ·························· 4시간

산업위생

최근의 산업위생에 관한 세계보건기구 회의(제6장을 보시오)에서

는 기본적인 지식과 지원 및 핵심 지식의 요건에 근거하여 위생사의 교육 커리큘럼을 권고하였다. 기본 요건은 수학, 물리학, 화학, 생물학, 해부학, 생리학에 관한 적절한 교육이다. 훈련을 통해 독성학, 노동생리학, 직업병, 통계 및 역학, 인간공학, 사회심리적 요인, 안전, 환경보건 및 공중보건 등과 같은 지원적인 지식도 가르쳐야 한다.

핵심적인 내용은 다음과 같다.

- 산업위생 서론
- 유해요인의 인지
- 열, 추위, 소음, 진동, 방사선 및 조명과 같은 물리적 요인
- 대기오염물질에 대한 폭로의 측정. 그 방법으로는 가스, 증기, 입자의 채취, 분석화학기법, 기계사용 및 생물학적 모니터링 등이 있다.
- 환경 및 개인의 관리 기술
- 산업장 환기
- 산업위생 서비스와 프로그램의 조직과 관리

산업보건 간호사

영국간호학회(United Kingdom Royal College of Nursing)는 산업보건간호에 관한 2주간의 소개과정을 개설하였고, 산업장에서 일하는 간호사들을 위한 120~140시간의 실무교육과정과 산업보건 간호사 자격을 부여받는 장기 과정(MI10)도 있다. 실무과정에서는 다음과 같은 주제에 대하여 가르친다.

- 산업보건 서비스, 이런 서비스와 관리와의 관계, 인력, 노동조

합, 안전위원회
- 신체적·정신적 스트레스의 증상과 징후의 인식, 피고용자의 건강 측정 등의 지도 조언
- 노동환경에 대한 지식
- 치료를 할 것인지, 그리고 한다면 자신의 전문 영역에 속하는지 등에 관한 결정
- 응급처치
- 보건교육 및 건강증진
- 재활 및 정착

의사

대학과정에서의 교육 범위는 매우 넓다. 학문적인 접근과 문제에 기반한 접근방법을 사용한 두 가지 사례를 제시하고자 한다.

사례 1

다음 정보는 중국 난징철도의과대학(Nanjing Railway Medical College) 산업보건학과에서 제공한 것이다.

설명: 4학년과 5학년에 걸친 200시간 프로그램(133면 참조)

사례 2

수단의 게지라 대학(Gezira University)에서는 의과대학생의 교과과정이 통합·지역사회지향·문제해결방식에 기초하여 짜여졌다. 산업보건에 관한 내용은 주로 "인간과 환경"이라는 과목에서 가르치고 있다. 이 과목의 내용은 다음과 같다.

(사례 1)   설명: 4학년과 5학년에 걸친 200시간 프로그램
         I. 강의:

              1. 노동과 건강 ·· (2시간)
              2. 노동생리학과 인간공학 ···························· (4시간)
              3. 산업적 독성물질과 그 효과 ······················ (18시간)
              4. 분진과 진폐증 ···································· (10시간)
              5. 물리적 유해요인과 그 효과 ······················ (16시간)
              6. 직업성 암 ·· (3시간)
              7. 직업적 유해요인의 평가 ·························· (3시간)
              8. 직업적 유해요인 관리 ···························· (9시간)

         II. 임상실습 ·· (20시간)

         III. 공장 방문 ··· (20시간)

         IV. 세미나와 실습

              1. 산업역학 ·· (8시간)
              2. 열 자극 ·· (6시간)
              3. 대기중 오염물질의 발견과 분석 ·················· (20시간)
              4. 분진 채취 및 분석 ································ (8시간)
              5. 소음과 진동 ······································ (4시간)
              6. 고주파 전자기장과 극초단파 ····················· (4시간)
              7. 직업병의 임상검사 ······························· (12시간)
              8. 산업 독성학 ····································· (6시간)
              9. 산업장 환기 ····································· (8시간)

         V. 개인지도 ··· (20시간)

(사례 2)   1. 인간과 육상 및 수상 생태계의 오염
          2. 물리적 환경: 소음, 열, 빛
          3. 물리적 환경의 모니터링: 소음, 열, 빛
          4. 살충제: 종류, 흡입 경로, 여러 가지 활동에서의 폭로, 독성에 영
             향을 미치는 요인, 예방조치
          5. 폭로/효과의 관계
          6. 중금속: 납, 크롬, 수은
          7. 호흡성 분진 입자: 경로와 효과
          8. 자극성 가스와 증기
          9. 작업장 환기체계
          10. 공장 현장 방문
          11. 특정 보건문제에 대한 토론

  "영양학" 과목에서는 요오드, 아연, 납, 구리, 셀레늄의 독성과 부족시 효과에 대해 배우고, "호흡기계" 과목에서는 면폐증, 규폐증, 석면침착증, 농부의 호흡기 질환에 대해 배운다. 이 외에도 다른 과목에서 심혈관계 질환과 산업보건, 살충제, 직업성 혈액질환, 화학물질 중독, 중추신경계에 대한 외상 후 효과에 대한 강의가 있다.

11. 권고사항

1. 산업보건 교육·훈련과정의 내용은 작업관련성 질환, 생식보건, 개발도상국의 취약한 노동계층, 노화, 노동자의 참여에 특별히 주의를 기울이면서 노동계급에게 필요한 새로운 내용이 포함되어야 한다. 교육내용은 노동자가 폭로되는 유해요인의 변화가 반영되도록 바뀌어야 한다.
2. 의과대학 교수진에게 산업보건을 의과대학 기본 교과과정의 한 부분으로 가르치도록 격려하여야 한다.
3. 일차보건의료 일꾼의 실무훈련에 산업보건안전에 관한 교육이 포함되어야 한다.
4. 간호사의 훈련 프로그램에 산업보건에 관한 기본교육이 포함되어야 한다.
5. 대학원 과정의 공중보건 교육의 교과과정에 산업보건이 반드시 포함되어야 한다.
6. 직업학교에서도 교과과정에 산업보건안전이 포함되어야 한다.
7. 기술요원과 행정요원, 설계사, 건축가, 산업공학자를 위한 훈련 프로그램에도 산업보건, 안전, 인간공학에 관한 교육이 포함되어야 한다. 그들은 설계가 노동과 건강에 어떻게 영향을 미치는지 알고 있어야 한다.
8. 노동자의 산업보건안전 교육을 기획할 때는 고위 노동자의 참여

를 보장하여야 한다.

9. 초등 교육에 안전교육과 보건교육의 요소가 포함되어야 한다. 산업보건안전 교육은 중등학교 과정에 포함되어야 한다.

10. 교육 활동에 관한 국제 협력은 지속되고 발전되어야 한다.

감사의 말

연구모임에서는 세계보건기구 산업보건과 의무관이신 토마스 Ng 박사와, 보츠와나 가바론의 세계보건기구 대표 P. 로자스 박사의 큰 도움에 깊은 감사를 드립니다.

참고문헌

●제1부●

1. Rantanen, J. Global overview on prevention of occupational safety and health hazards. In: Rice, A., ed. *The role of workers in preventing occupational hazards. Report of the ICEF World Conference on Occupational Health. Helsinki, Finland, 28-30 May 1985.* Brussels, International Conferences Environmental Futures, 1986.

2. *The law and practice concerning occupational health in the member states of the European Community. Volume 1. United Kingdom, Ireland.* London, Graham & Trotman, 1985.

3. *The law and practice concerning occupational health in the member states of the European Community. Volume 2. Denmark, Federal Republic of Germany.* London, Graham & Trotman, 1985.

4. *The law and practice concerning occupational health in the member states of the European Community. Volume 3. Belgium, Luxembourg, Netherlands.* London, Graham & Trotman, 1985.

5. *The law and practice concerning occupational health in the member states of the European Community. Volume 4. France, Italy, Greece.* London, Graham & Trotman, 1985.

6. *The law and practice concerning occupational health in the member states of*

the European Community. Volume 5. Comparative survey. London, Graham & Trotman, 1985.

7. Occupational health as a component of primary health care. Proceedings of a WHO meeting, 9-13 September 1985, Turku, Finland. Helsinki, National Board of Health, 1986(Publications of the National Board of Health, No. 94)

8. Committee for Occupational Health and Safety. *Företägshalsovard i Norden {Occupaitonal health services in the Nordic countries}*. Olso, Nordic Council of Ministers (in press)

9. *International Labour Conference, Seventieth Session 1984, Report V(1). Occupational health services*. Geneva, International Labour Office, 1983.

10. *International Labour Conference, Seventieth Session 1984, Report V(2). Occupational health services*. Geneva, International Labour Office, 1984.

11. *International Labour Conference, Seventieth Session 1984, Report IV(2). Occupational health services*. Geneva, International Labour Office, 1985.

12. *Targets for health for all*. Copenhagen, WHO Regional Office for Europe, 1985 (European Health for All Series NO. 1).

13. Occupational health. Reports of EURO seminars on occupational health in Leyden 1952 and in Milan 1953. *Bulletin of the World Health Organization* 13: 491-742 (1955).

14. *Global strategy for health for all by the year 2000*. Geneva, World Health Organization, 1981 ("Health for All" Series No. 3).

15. *Handbook of resolutions and decisions of the World Health Assembly and the Executive Board. Volume II. 1973-1984*. Geneva, World Health Organization, 1985, pp. 95-97.

16. *Alma-Ata 1978: primary health care*. Geneva, World Health Organization, 1981 ("Health for All" Series No. 1).

17. *Eighth General Programme of Work covering the period 1990-1995.*

Geneva, World Health Organization, 1981 ("Health for All" Series No. 10).

18. Evaluation of occupational health and industrial hygiene services: report on a WHO Working Group. Copenhagen, WHO Regional Office for Europe, 1982 (EURO Reports and Studies No. 561).

19. Järvisalo, J. Workers' health programme. The approach of WHO in occupational health in the implementation of the strategy "health for all by the year 2000". *In: Occupational health as a component of primary health care. Proceedings of a WHO meeting, 9-13 September 1985, Turku, Finland.* Helsinki, National Board of Health, 1986 (Publications of the National Board of Health, No. 94).

20. Proposed programme budget 1988-1989 and preliminary outputs for 1990-1993. Copenhagen, WHO Regional Office for Europe, 1986 (unpublished document EUR/RC36/8)

21. *Joint ILO/WHO Committee on Industrial Hygiene. Report of the first meeting, 28 August ~2 September 1950.* Geneva, International Labour Office, 1950.

22. *International labour convention and recommendations, 1919-1981.* Geneva, International Labour Office, 1982.

23. *Interntional Labour Conference. Seventy-first Session, Geneva 1985. Record of proceedings.* Geneva, International Labour Office, 1986.

24. Council Directive of 27 November 1980 on the protection of workers from the risks related to exposure to chemical, physical and biological agents at work (80/1107/EEC). *Official journal of the European Communities,* 23(L327): 8-13 (1980)

25. Geneva, World Health Organization, 1981 ("Health for All" Series No. 9).

●제2부●

1. WHO Technical Report Series, No. 663, 1981(*Education and training in occupational health, safety and ergonomics*: Eighth report of the Joint ILO/WHO Committee on Occupational Health).

2. US Department fo health and Human Services. *Health United States and Prevention Profile*. DHHS Publ. N.(PHS)84-1232. Washington, DC, GPO 1983.

3. World Health Organization Regional Office for Europe. *Women and occupational health risks. Report on a WHP meeting, Budapest*, 16-18 February 1982.(EURO Reports and Studies, No. 76) Copenhagen, 1983.

4. Walsh, J. A. & Warren, K. S., ed. *Strategies for primary health care. Technologies appropriate for the control of disease in the developing world.* Chicago, The University of Chicago Press, 1982- 1986.

5. Kurppa, K., ed. Proceedings of the International Symposium of Research on Work-related Diseases, Espoo, Finland, 4-8 June 1984. *Scandinavian journal of work, environment and health*, 10, No. 6 (special issue)(1984).

6. International Labour Office. *Psychosocial factors at work; recognition and control. Report of the ninth session of the Joint ILO/WHO Committee on Occupational Health*(Occupational Safety and Health Series, No. 56). Geneva, ILO, 1986.

7. UNFPA. *The state of world population 1986.* New York, United Nations, 1986.

8. Champeix, J. & Hentz, P. La formation des médecins du travail dans les neuf pays de la Communauté Européenne. *Archives des maladies professionelles, de médecine du travail et de sécurité sociale*, 39:

207-225.

9. Varaanen, V. et al. *The new speciality in occupational health and subspeciality in occupational medicine.* Helsinki, Institute of Occupational Health, June 1983.

10. Royal College of Nursing of the United Kingdom. *Education for Occupational Health Nursing. Syllabuses.* Revised. London, 1985

11. Permanent Commission and International Association on Occupational Health. *The nurse's contribution to the health of the worker. Report of the Nursing Committee. Report No. 5,* Occupational Health Nursing in the 1980s. ICOH, 1984.

12. El Batawi, M. A. Work-related diseases. A new program of the World Health Organization. *Scandinavian journal of work, environment and health,* 10, No. 6 (special issue): 341-346 (1984).

13. Law of 12 December 1973 on industrial medical officers, safety engineers, and other occupational safety experts. *International digest of health legislation,* 25: 752 (1974).

14. Nursing Committee of the International Commission on Occupational Health. *The nurse's contribution to the health of the worker. Report No. 2, Education of the nurse.* ICOH, Geneva, 1973.

15. Hall, T. L. & Mejia, A., ed. *Health manpower planning: principles, methods, issues.* Geneva, World Health Organization, 1978.

세계보건기구

　세계보건기구(World Health Organization, 보통 WHO로 줄여서 부름)는 국제연합(UN) 산하 전문기관의 하나로 건강 향상과 질병 퇴치를 위한 국제적 협력기구이다. 1946년 헌장이 만들어지고, 1948년 활동을 시작한 이래, 거의 모든 국가가 참여하여 1992년 현재 회원국 수는 168개 국에 이르고 있다.

　세계보건기구는 전인류가 가능한 한 최고 수준의 건강을 달성하도록 하는 데 목적(헌장 제1조)을 두고 있으며, 이를 위하여 각국의 정부와 관련 기관의 협조 아래 건강과 질병에 관련된 여러 종류의 사업을 전개하고 있다.

　세계보건기구는 중앙에 세계보건총회(World Health Assembly), 실행위원회, 사무국의 3개 조직이 있다. 전세계를 아프리카, 동지중해, 동남아시아, 서태평양, 아메리카, 유럽의 6개 지역으로 나누어 각각 자치적인 활동을 하고 있다. 우리나라는 서태평양 지역에 속해 있다. 서태평양 지역(Western Pacific Region)의 사무국은 필리핀의 마닐라에 있으며, 1989년 이후 우리나라의 한상태(韓相泰) 박사가 사무처장을 맡고 있다. 각 나라별로 세계보건기구 대표(WHO Representative)를 둔다.

　세계보건기구의 재정은 주로 각국의 분담금으로 충당된다. 1991~1992 회계년도의 경우 6억 5천만 달러의 예산을 집행하였다. 우리나라도 0.21%(140만 달러)를 부담한 바 있다. 과거에는 수혜국이었으나, 이제는 부담액이 더 큰 공여국이 되었다.

　세계보건기구는 인류의 건강한 삶이라는 이상을 달성하기 위하여 1950~60년대에는 말라리아, 결핵, 천연두 등 감염성 질환의 퇴치에 노력을 기울여, 큰 성과를 거두었다. 최근에는 ADIS의 관리, 환경보건의 개선 등에 적극 노력하고 있다. 세계보건기구가 정한 각종 기준, 질병분류, 질병관리체계는 세계적인 표준이 된다. 1970년대에 들어서는 '보건의료체계'를 강화하기 위한 사업을 전개하였다. 이러한 노력의 대표적인 예가 1978년 전회원국이 모여 채택한 '알마아타(Alma Ata) 선언'이다. "모두에게 건강을(Health For All)"이라는 장기적 목표를 이루기 위하여, 새로운 의료질서로서 '일차보건의료'의 개념을 제시하였다. 이는 세계 각국의 보건의료 발전과 정책 수립에 매우 큰 영향을 미치고 있다. 일차보건의료는 이제 '국가 보건의료체계의 방향 재정립'과 '지역보건의료체계'의 구성이라는 더 높은 개념으로 발전되고 있다. 우리나라에서도 경기도 연천군, 강원도 화천군, 전라남도 곡성군, 대구시 남구 등에서 지역보건의료체계 사업이 진행되고 있다.

눌원보건문고 21

국가산업보건제도와 정책

ⓒ 서울대학교 의과대학 의료관리학교실, 1997

지은이／세계보건기구
옮긴이／서울대학교 의과대학 의료관리학교실
펴낸이／김종수
펴낸곳／도서출판 한울

편집／신선경

초판 1쇄 인쇄／1997년 4월 11일
초판 1쇄 발행／1997년 4월 18일

주소／120-180 서울시 서대문구 창천동 503-24 휴암빌딩 201호
전화／326-0095(대표)
팩스／333-7543
등록／1980년 3월 13일, 제14-19호

Printed in Korea.
ISBN 89-460-2413-5 94510

* 값 5,000원